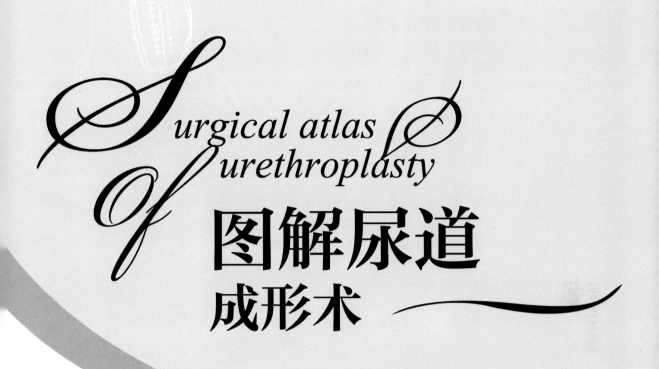

Surgical atlas of urethroplasty

图解尿道成形术

主　编　满立波　王建伟

编　者（以姓氏笔画为序）

王坤杰　四川大学华西医院

王建伟　北京积水潭医院

叶　辉　首都儿科研究所

李贵忠　北京积水潭医院

黄广林　北京积水潭医院

傅　强　上海市第六人民医院

满立波　北京积水潭医院

撒应龙　上海市第六人民医院

人民卫生出版社

图书在版编目（CIP）数据

图解尿道成形术 / 满立波，王建伟主编 . —北京：人民卫生出版社，2018

ISBN 978-7-117-26315-3

I. ①图⋯　II. ①满⋯　②王⋯　III. ①尿道疾病 – 泌尿系统外科手术 – 图解　IV. ①R699.6–64

中国版本图书馆 CIP 数据核字（2018）第 057040 号

| 人卫智网 | www.ipmph.com | 医学教育、学术、考试、健康，购书智慧智能综合服务平台 |
| 人卫官网 | www.pmph.com | 人卫官方资讯发布平台 |

图解尿道成形术

主　　编：满立波　王建伟

出版发行：人民卫生出版社（中继线 010-59780011）

地　　址：北京市朝阳区潘家园南里 19 号

邮　　编：100021

E - mail：pmph @ pmph.com

购书热线：010-59787592　010-59787584　010-65264830

印　　刷：北京铭成印刷有限公司

经　　销：新华书店

开　　本：787 × 1092　1/16　印张：8

字　　数：200 千字

版　　次：2018 年 4 月第 1 版　2018 年 10 月第 1 版第 2 次印刷

标准书号：ISBN 978-7-117-26315-3/R・26316

定　　价：99.00 元

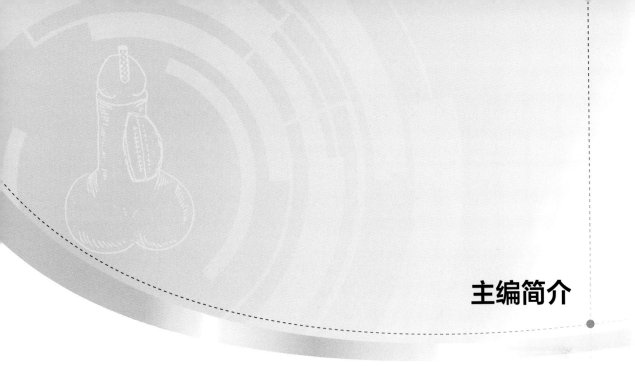

主编简介

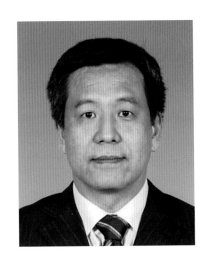

满立波 北京积水潭医院泌尿外科主任、主任医师、教授。九三学社社员、北京市西城区政协副主任委员。北京医学会泌尿外科分会委员,中国研究型医院学会冲击波医学专业委员会副主任委员,中国中医药学会男科分会委员,中国性学会性医学专业委员会常委,北京抗癌协会泌尿男生殖系肿瘤专业委员会委员,中国性医学专业委员会常委;北京市医疗事故鉴定专家组成员,北京医师协会泌尿外科专科分会理事,中国北方泌尿系结石病防治基地专家组委员,中华慈善总会肾癌援助项目注册医生。现任《中华医学杂志》《中华泌尿外科杂志》审稿人、中华医学会医疗鉴定专家库成员。

从事泌尿外科疾病诊治30余年,致力于泌尿系损伤修复与重建以及泌尿系疑难病例的诊治研究。擅长尿道狭窄修复与重建、泌尿系肿瘤根治性手术、泌尿系结石的微创治疗、前列腺增生内镜治疗。

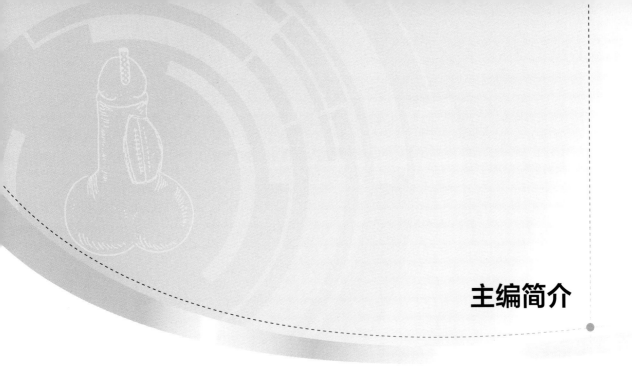

主编简介

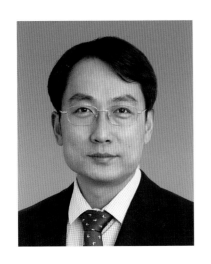

王建伟 北京积水潭医院泌尿外科副主任医师,北京大学临床医学博士。中国医师学会泌尿外科医师分会青年委员,北京医学会泌尿外科分会青年委员,北京健康促进会泌尿外科分会青年委员,北京医学会肿瘤学分会泌尿学组委员,北京医学会罕见病分会泌尿外科专业组委员,欧洲泌尿外科学会会员,香港腔内泌尿外科学会会员,《Current Opinion in Urology(中文版)》编委。

先后获得"奥运立功标兵"、全国青年泌尿外科医师技能大赛优秀奖以及青年教师讲课比赛一等奖。曾获北京市科学技术进步三等奖。

目前主要从事尿道损伤修复与重建、女性泌尿外科、泌尿系肿瘤以及前列腺疾病相关研究。擅长尿道损伤修复与重建手术、泌尿系肿瘤腹腔镜手术、女性压力性尿失禁吊带手术、前列腺增生等离子电切等泌尿外科微创手术。独立完成和参与尿道修复重建手术累及超过1000台。

序

　　尿道损伤以及畸形的修复与重建是泌尿外科非常棘手的问题之一。多少年来,泌尿外科医生一直在不停探索更好的治疗方法。一些简单的处理方法,比如尿道扩张以及内切开曾经是尿道狭窄的主要治疗手段。虽然此类方法简单有效,但是远期效果并不理想。近几年来,尿道成形手术成为了尿道修复与重建的主流。此类方法手术效果明显,彻底改变了以往尿道疾病治疗的理念,在欧美国家广泛流行。

　　在中国尿道修复与重建的发展过程中,许多医院和专家做出了突出贡献,北京积水潭医院泌尿外科就是其中的优秀代表之一。北京积水潭医院是北京市创伤治疗中心,其泌尿外科在泌尿系损伤以及畸形的治疗领域积累了丰富的经验。在科主任满立波教授的带领下,不断开拓进取、转化创新,吸收国际先进的尿道损伤修复与重建治疗理念的同时,开展并引领国内尿道疾病的诊治。本书编者均是我国尿道修复与重建领域的杰出专家,他们在各自领域有着对疾病深刻的认知和丰富的临床治疗经验。

　　本书采用大量的图片以及精炼的文字向读者展现各类尿道成行手术的详细步骤。通过关键步骤的细节展示,使读者对尿道成形手术拥有更加清晰和深入地认识,不断更新尿道疾病诊治思维。此外,本书附带的手术录像更是不可多得的学习与观摩资料,体现了该书的系统性与实用性。

　　该书的出版是尿道修复与重建领域的一件大事,相信该书的问世必将使读者受益匪浅。我衷心祝贺该书的出版发行!

北京协和医院泌尿外科主任　李汉忠

2018 年 3 月

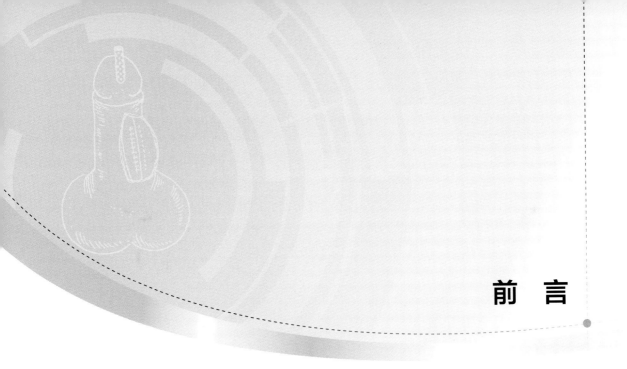

前　言

　　尿道相关疾病的手术处理一直是泌尿外科的难题,其治疗理念也在不断变化。对于尿道狭窄治疗观点正在从传统的尿道扩张-内切开-手术治疗的阶梯式治疗方式转向以尿道成形手术治疗为主的全新观念。对于反复尿道扩张无效的患者,大量循证医学证据表明尿道成形手术是其治疗成功的唯一选择。美国泌尿外科学会在2015年的年会期间推出了美国的尿道狭窄治疗指南(male urethral stricture:AUA Guideline),对此观点给予了明确的支持。由于尿道相关疾病的发病率相对较低,无论在基层医院还是在大型三甲医院,泌尿外科专门从事尿道手术的医生较少,此外目前国内也缺乏针对尿道疾病诊治及手术培训的相关机构和经验,所以,尿道疾病诊治水平参差不齐,而且关于尿道疾病治疗的各种观念很难在短时间内被广泛接受。有研究证实,众多一线泌尿外科医生针对尿道狭窄的治疗仅局限于尿道扩张及内切开技术,主要是因为对开放成形手术不熟悉,缺乏相应的指导。基于此,我们组织了国内尿道疾病治疗经验丰富的专家编写了本书,针对具有一定尿道狭窄诊治基础,主要从事尿道修复与重建的泌尿外科专科医生,给予他们基本、正规的尿路修复与重建的培训与指导。

　　本书先从尿路修复与重建的历史革沿、整形基础知识以及尿道狭窄等疾病的基础检查导入,以众多的手术图片资料配以精炼的文字向读者展示各种尿路修复重建成形手术的步骤,全面展示各种尿道成形手术的关键节点。此外,为方便读者进一步学习和体会尿道成形术的手术步骤,本书编委们精心录制了本专业领域最有代表性的手术视频,通过对各手术关键节点的展示,配合各章节内容,可以更加清晰、完整的体会各种尿道成形术的精髓。本书不仅包括成人尿道狭窄相关成形手术的内容,还呈现了小儿尿道下裂的经典成形手术以及尿道狭窄合并勃起功能障碍的治疗,力求内容更加丰富并能在具体细节上给予读者更多帮助。

　　本书适合有一定尿道修复与重建基础的泌尿外科医生参考使用,从经典的尿道修复与重建手术各关键步骤入手,掌握手术要点及关键所在,理解手术内涵与远期预后之间的关系。对于初学者,反复阅读也能够体会有关尿道修复与重建原则所在,并帮助其树立正确的尿道修复与重建手术思维模式。

　　本书在编写过程中得到了诸位编委的大力支持与协助。各编委均是在尿道修复与重建领域的知名专家,有着丰富的尿道疾病成形手术经验,依托自身专业背景及对尿道修复与重建的认识,高屋建瓴为读者呈现了专业级的饕餮盛宴!再次对各位编委的辛勤劳动以及兢兢业业的态度表示感谢!感谢人民卫生出版社的诸位编辑老师,特别是郝巨为老师在本书的策划以及具体编写过程中所给予的具体指导帮助。感谢北京积水潭医院放射科孙晓阳在绘图过程中给予的大力协助!

　　敬请诸位专家及读者多多指正,以利再版时及时改进并丰富本书内容。

满立波　王建伟

2017 年 12 月

目　录

视频目录

网络增值服务

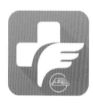

人卫临床助手
中国临床决策辅助系统
Chinese Clinical Decision Assistant System

扫描二维码,
免费下载

获取图书配套增值内容步骤说明

1. IOS 系统在 App Store 中，安卓系统在应用商店中搜索"人卫图书增值"下载客户端，或扫描下方二维码下载客户端。

2. 打开客户端，注册并登录。

3. 使用客户端"扫码"功能，扫描参考书中二维码即可直接浏览相应资源。

客服热线：4006-300-567（服务时间：8:00-21:30）

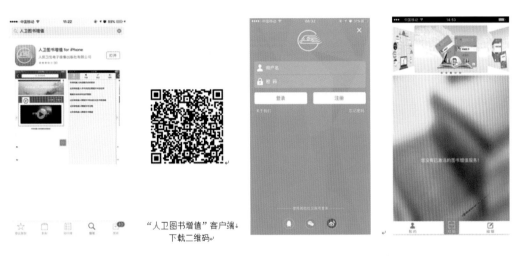

"人卫图书增值"客户端
下载二维码

IOS 系统操作步骤示意图

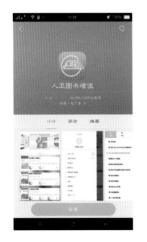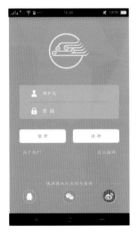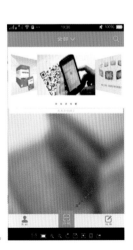

"人卫图书增值"客户端
下载二维码

安卓系统操作步骤示意图

第一章
尿道成形手术发展与演变

尿道相关手术的发展跟外科技术、麻醉技术以及手术器械的发展息息相关。在外科技术未得到发展的早期，人们对尿道狭窄缺乏足够的认识以及处理方法，尿道狭窄的手术处理仅局限于会阴切开排尿技术。随着狭窄导致患者排尿困难程度逐渐加重，晚期往往会伴有一系列并发症的发生。一些情况非常常见，如尿道周围脓肿、尿外渗以及尿瘘形成等。在此情况下，依靠单纯的尿道扩张已经无法解决患者排尿高度困难甚至不能的情况。此时经会阴切开脓肿引流脓液和尿液是最直接可靠的方法。会阴切开以后还可以沿尿瘘向尿道解剖游离，找到并打开近端尿道。还可以用尿道探子等引导辅助尿道切开。一旦切开，脓液以及尿液就会流出，而大部分伤口随着时间会逐渐愈合。

19 世纪末 20 世纪初随着外科麻醉技术的发展，会阴区域的脓肿切开引流变得更加简单，也允许当时的泌尿外科医生对局部创口的处理更加深入以及精细化。他们开始慢慢由单纯的引流脓液逐渐发展到开始尝试切除周围增生的瘢痕。但是局限于对尿道狭窄及其并发症本身的认识水平，当时并没有进行吻合尿道的尝试，而只是做到切开会阴部暴露尿道后敞开伤口并留置尿管以促进局部愈合。尿管拔除后会再进行间断尿道扩张以保持尿道的通畅性。

1915 年 Hamilton Russell 在 *British Journal of Surgery* 发表文章阐述尿道狭窄手术处理时采取狭窄部位纤维化组织瘢痕切除后进行吻合尿道的手术方式，当时称为"尿道下裂样手术"。切除尿道狭窄后做尿道断端间背侧的缝合而腹侧敞开（图 1-0-1）。

该术式的重大意义在于首次提出切除尿道狭窄瘢痕，通过切除纤维化的瘢痕并行半环状吻合使得尿道狭窄治愈成为了可能。1926 年美国巴尔的摩 Davis 和 Traut 在 *JAMA* 杂志发表有关皮片埋藏管状化以及袋状成形的动物实验研究结果。在狗

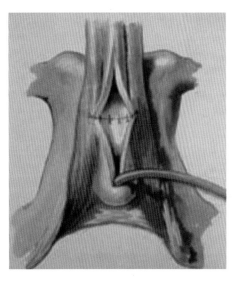

图 1-0-1 Hamilton Russell 切除尿道狭窄后尿道断端间背侧缝合模式图

的腹部皮下腹直肌前埋植全厚皮片,20~40天后杀死实验犬后做病理分析,显示埋植皮肤管状化和袋状化良好,有的还会分泌皮脂以及生长毛发(图1-0-2)。

1936年Dennis Browne将此技术用于治疗尿道下裂,1953年Johanson将此技术应用于尿道狭窄的治疗,从此尿道成形进入分期手术的阶段。第一个阶段将尿道狭窄段"袋状化(Marsupialization)"。腹侧切开皮肤及皮下,沿尿道纵轴劈开狭窄段尿道将尿道彻底敞开。如此切开的尿道将会与两侧的阴茎皮肤愈合。狭窄段近端尿道造口,尿液从此处排出。第二个阶段保留尿道板处约1.5cm长尿道皮片(中间由尿道构成,两侧为阴茎皮肤),然后留置尿管后将双侧阴茎皮肤吻合(图1-0-3)。

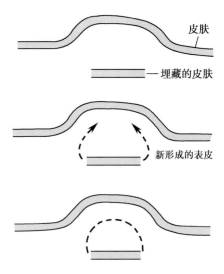

图1-0-2　埋植皮片管状化

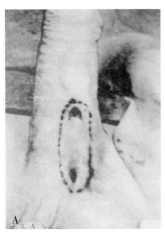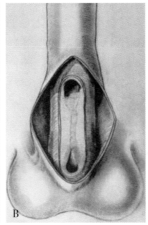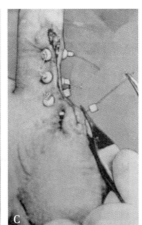

图1-0-3　分期尿道成形术之二期成形过程

根据皮片埋植的原理,大概3~4周后该处将会形成新的尿道。该二期手术的缺点在于由于阴茎皮肤直接贴覆在尿管上,新尿道腹侧组织覆盖不够容易导致尿瘘以及憩室形成。

鉴于以上皮片埋植形成新尿道的二期手术的缺点,20世纪六七十年代有学者开始在二期手术中将尿道板处的皮片进行管状化成形,如此新尿道腹侧的组织厚度加大,相应尿瘘、憩室形成的等并发症发生率降低。同样在儿童尿道狭窄治疗中狭窄切除背侧吻合的方法逐渐被腹侧皮瓣覆盖所替代。同期还有学者的观点是对于短的尿道狭窄可以做狭窄切除后做背侧半圈尿道吻合;而对于长段的尿道狭窄,1968年美国明尼苏达的Orandi提出了阴茎和会阴带蒂皮瓣一期尿道扩大修补成形术。根据狭窄的部位的不同选择不同的皮瓣(图1-0-4)。

尿道悬垂部以远的狭窄可以选择阴茎皮瓣,近端包括球部的狭窄可以选择会阴皮瓣,如果存在多段或者长段狭窄可以根据情况选择两种皮瓣的结合的方法进行尿道成形修补。Orandi在 Journal of Urology 发表了该术式并报道了3例典型病例,效果良好。此外他还提

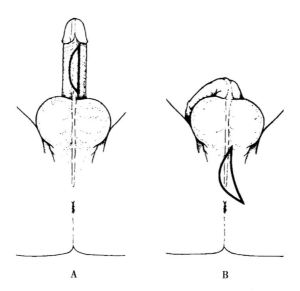

图 1-0-4　Orandi 一期带蒂皮瓣尿道扩大修补成形术

出该术式还可以跟 Johanson-Denis Browne 二期术式进行结合,部分患者一期术后尿道远端开口狭窄的可以采用 Orandi 的方法进行修补后同期行新尿道成形。

以上所阐述的各种尿道狭窄治疗的方法均是早期从事尿道修复与重建的前辈所做的开创性的工作。Johanson-Denis Browne 二期尿道成形手术目前在临床的地位是明确的,仍不失治疗复杂的尿道狭窄患者的一个不二法宝;Johanson 一期尿道或会阴造口也可以作为一些不愿继续行新尿道成形的患者提供了一个妥协,但是能够大大提高生活质量的做法;而皮片埋植技术目前已经不大常用。但是一些会阴区,阴茎阴囊皮瓣等组织移植技术仍在前尿道狭窄扩大成形术中广泛使用。

当代尿道成形术的原则基于两点:一是切除尿道狭窄;二是重建尿道的连续性。有两种方法能够完成尿道连续性重建:如果狭窄切除后尿道端端之间能够吻合,则远近断端扩大劈开后行远近端尿道吻合;如果狭窄切除后不能够吻合,则需行局部皮瓣或皮片移植,行尿道扩大成形重建尿道连续性。成人尿道狭窄成形术的许多方法均借鉴于儿童尿道下裂修补成形术,如尿道下裂修补中常用的全厚包皮或阴茎皮片或者皮瓣。在尿道成形手术中全厚皮片移植效果较韧厚皮片好。韧厚皮片虽然贴覆效果良好但是成活后容易挛缩。而全厚皮片皮下胶原保留较多愈合后不容易挛缩。

一般意义上皮瓣移植的效果要优于皮片移植,因为皮瓣移植时带有血管蒂,血运较好。然而美国亚利桑那大学的 Wessells 教授通过 Meta 分析显示,考虑到皮瓣采集部位并发症、局部取皮后的瘢痕效果以及手术时间等因素,针对尿道狭窄的治愈率来讲,皮片的使用以及皮瓣的使用两者没有差异。在一些复杂情况下皮瓣的使用还是效果比较明确的,如尿道狭窄周围瘢痕重血供差,有多次手术史甚至放疗的病史等。

尿道狭窄成形的手术方法有许多种。方法的选择取决于狭窄的部位、狭窄的长度、狭窄的病因以及既往处理情况等。其中狭窄的长度是选择手术方式的重要决定因素。前后尿道狭窄的处理方法是不同的,既往手术失败的病史会使得局部瘢痕范围更大,局部皮肤皮瓣的选择处理更加困难。此外一些特殊病例,如阴茎苔藓样硬化(lichen sclerosus,LS)是不建议采用局部皮肤进行扩大成形的。

口腔黏膜用于组织修补最早见于 1873 年,奥地利维也纳的眼科医生 Stellwag von Carion 采取患者唇部口腔黏膜修补患者结膜缺损。一直到 20 世纪早期,口腔黏膜作为替代材料在眼科手术中被广泛使用。至于口腔黏膜在泌尿领域的手术使用一般认为最早是在 1941 年,参考眼科医生的经验,伦敦的小儿泌尿外科医生 Graham Humby 教授在治疗儿童尿道下裂时采用了下唇黏膜完成了尿道成形修补。但是 *European Urology* 在 2012 年发表的一篇文章指出首先应用口腔黏膜进行尿道成形修补手术的医生是乌克兰的 Kirill Sapezhko(1857—1928 年)(图 1-0-5)。

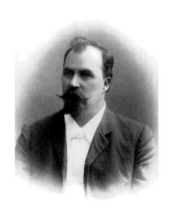

图 1-0-5 乌克兰医生 Kirill Sapezhko

该医生曾经做过眼科住院医师,更为严谨的是,他在术前先期在狗身上做了动物实验,观察并详细记录了游离黏膜移植后的 5 个连续的期相变化,这些观察结果跟现代移植技术的观点是一致的。19 世纪末期,他先后完成了 4 例游离口腔黏膜尿道成形术,失败 1 例,其余 3 例均获得了成功。

根据 Barbagli 教授的观点,口腔黏膜应用于尿道成形修补手术里程碑式的研究是 20 世纪末两篇小儿泌尿外科文章。一篇是 1992 年发表在 *Journal of Urology* 杂志由德国 Bürger 教授撰写的文章;另一篇是 1 个月之后在该杂志由意大利 Dessanti 教授报道的关于口腔黏膜修补儿童尿道下裂的文章。此后此类研究日益增多。Bürger 教授先期做了 2 例动物实验。将 8cm 管状化狗的口腔黏膜埋置在腹部皮下腹直肌前,3 个月后检查发现其管状化良好;另一只狗去掉 4cm 长尿道后取口腔黏膜管状化后替代尿道,实验犬术后 10 天因严重感染被杀死,病理显示口腔黏膜在尿道生长良好。在完成以上两个试验后,Bürger 教授开始应用口腔黏膜修补儿童尿道下裂,远期效果良好。Dessanti 教授报道了 8 例应用口腔黏膜治疗儿童尿道下裂的病例,使用了上下唇的口腔黏膜,对于近端型尿道下裂还联合使用了膀胱黏膜,效果良好。

1993 年,埃及开罗的 El-kasaby 医生同样在 *Journal of Urology* 杂志发表了使用口腔黏膜移植修补成人尿道狭窄的文章。这是较早使用口腔黏膜修补成人尿道狭窄的规模性报道。20 例患者均取下嘴唇黏膜移植修补,18 例患者效果良好。此研究也堪称成人尿道狭窄治疗领域的一个里程碑。1996 年旧金山的 Morey 和 McAninch 教授改进了口腔黏膜替代尿道扩大成形的方法。泌尿科和口腔科两组医生上台(Two-team Approach),一组游离尿道一组取口腔黏膜,大大缩短了手术时间。采用一种叫 Steinhaüser 的专门展平黏膜的器械稳定颊黏膜,通常可以取 2.5cm 宽,5~7cm 长的黏膜。在此之前广泛流行的是取嘴唇的黏膜做游离移植,自此以后诸多欧美专家,包括 Barbagli 等均开始倾向于使用颊黏膜做一期或者分期尿道成形手术。自此以后口腔黏膜游离移植技术修补尿道狭窄迎来了春天,而且随着技术的广泛使用,各种新的方法及治疗理念在不断更新,直至今日。

前尿道成形的手术有多种,比较经典的有 McAninch、Barbagli、Asopa、Palminteri 以及 Kulkarni 法。1996 年 Morey 和 McAninch 教授治疗尿道球部狭窄采用了腹侧路径,即腹侧切开球部海绵体后将片状游离口腔黏膜修补在球部尿道的腹侧后再关闭海绵体。1998 年 Barbagli 则采用片状游离口腔黏膜背侧修补的方法。Barbagli 法是游离前尿道后再背侧纵行切开前尿道后将替代物固定在背侧阴茎海绵体上后与腹侧尿道板缝合 2001 年 Asopa 在 *Urology* 杂志发表文章描述了一种前尿道扩大修补的方法。该方法不用游离前尿道,在腹侧纵行切开尿道后在尿道背侧进行替代物修补的技术(图 1-0-6)。

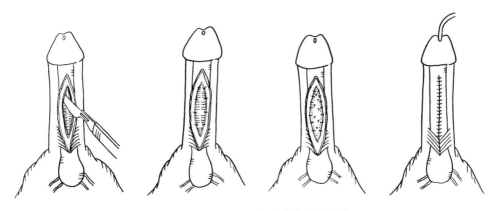

图 1-0-6　Asopa 尿道扩大修补成形术

后来 Pisapati 在 *European Urology* 发表文章并对应用 Asopa 技术进行口腔黏膜尿道替代修补进行了详细的报道。2008 年 Palminteri 在 Asopa 法的基础上提出了 Palminteri 法,即在尿道腹侧纵行切开后背侧修补的基础上腹侧再行口腔黏膜替代修补。根据作者的报道 Asopa 技术以及 Palminteri 技术一期修补的成功率能达到 87% 和 89%。Kukarni 法是在尿道外侧方进行修补的一种方法,避免了完整游离尿道,保护了侧方血管供应。2009 年 Kulkarni 等报道了 24 例前尿道修补的效果,该方法的成功率可达 92%,值得一提的是该报道中苔藓样硬化患者占到了 50%。

有关于游离片状口腔黏膜究竟修补在尿道那个位置为佳,背侧、腹侧,还是直接修补在侧方? 不同学者有不同的观点。对于该问题的讨论 Barbagli 教授在 2006 年给予了总结并发表在 *European Urology* 上。简单说,他的观点是应用口腔黏膜进行尿道扩大成形各种修补的位置和方法的选择对患者术后治疗效果差别不大,成功率均在 83%~85%。Barbagli 教授等还提倡使用生物蛋白胶来促进游离黏膜皮片跟组织床的贴覆效果。

以上提到的口腔黏膜大多数为口腔颊部黏膜,有一些为上下唇部的黏膜。而舌黏膜跟颊黏膜在胚胎来源上同源,其侧方与底部黏膜与口腔其他部位黏膜一样,具有表皮厚基底膜薄的特点,而且弹力纤维含量及血供丰富。此外,舌黏膜较颊黏膜取材更为容易且移植后更易成活等特点。所以近年来舌黏膜的使用得到了广泛认可(图 1-0-7)。

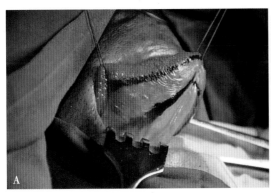
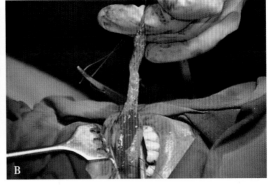

图 1-0-7　取舌黏膜

A. 标记取材范围;B. 取下的舌黏膜

2006 年意大利米兰的 Simonato 教授在 *Journal of Urology* 首先报道了使用舌黏膜进行前尿道的扩大成形手术。8 例患者采用背侧修补的方法,平均随访 18 个月 7 例手术成功。此后 Barbagli 等纷纷仿效采用舌黏膜进行尿道扩大成形效果良好。

舌黏膜的取材一般位于舌的腹侧偏外的位置。Simonato 的建议是取材时避开舌头外侧的味蕾区域,而 Barbagli 等的取材有时会累及舌的边缘,部分包含侧方的味蕾。一般来讲一侧可以取 6~8cm 长的黏膜片,必要时可以双侧取材或者舌黏膜结合颊黏膜组合使用。

尿道球部狭窄最常用的成形方法是传统的狭窄切除端端吻合成形术。但是此类方法最大的缺点是术中将尿道海绵体球部完全离断,包括其中的海绵体血管。这种尿道海绵体的彻底离断将会带了一系列术后并发症。此外,大多数非创伤性尿道狭窄局部瘢痕化轻微,大部分仅累及球部尿道的浅层,如特发性尿道狭窄、医源性尿道狭窄以及感染性尿道狭窄。其瘢痕大约累及尿道海绵体的 10% 厚度。此外,球部尿道横断成形因为有可能术中损伤勃起功能神经而导致术后性功能障碍,其比例 18%~22.5%。球膜部尿道在解剖上有三个特点:一是其背侧没有海绵体覆盖,为尿道唯一的裸区,而且是一个无血管平面;二是其位于阴茎海绵体融合处的下方并呈凹形弯曲;三是其球膜部组织弹性好,能够接受一定程度的牵拉。这三个特点是非离断瘢痕切除尿道吻合成形术的理论基础。

基于此,2007 年美国东弗吉尼亚医学院的 Jordan 教授最早提出了非离断尿道球部狭窄成形术,此后 Mundy 等对该方法进行了改进,并在 2011 年发表了改进的非离断尿道球部狭窄吻合成形技术(图 1-0-8)。共报道 22 例患者,会阴切口游离尿道海绵体至尿道膜部。背侧纵行切开狭窄段,切除瘢痕扩大吻合口,保留腹侧球部海绵体完好。腹侧在尿道内吻合断端,背侧纵行切口横行吻合,类似胃肠 Heinecke-Mickulicz 狭窄吻合的方法以保证吻合口足够宽大。必要时切开尿道海绵体纵隔以降低吻合口张力。Mundy 的方法跟 Jordan 的不同之处在于 Mundy 法没有完全从会阴体上游离球部尿道,如此则损伤更小。将尿道球部完全游离,特别是接近膜部游离时容易损伤球部动脉。而远端尿道的血供主要有 3 组,分别是球部动脉、阴茎背动脉以及海绵体动脉的环形分支。Mundy 的方法可以进一步保护远端尿道的血供。

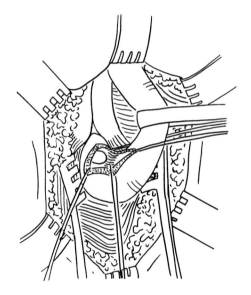

图 1-0-8　非离断尿道球部狭窄吻合成形术

需要注意的是非离断尿道成形术不是为了提高非创伤性尿道狭窄手术的成功率而是为了降低手术导致的损伤以及并发症。Mundy 采用非离断尿道成形治疗球部狭窄 43 例患者随访 1 个月主观成功率高达 97.7%,考虑到大部分尿道成形术后狭窄最容易在术后 1~2 年内复发的特点,该组数据还是比较乐观的。此外,该组患者的 ED 发生率仅为 2.4%,远低于报道的球部吻合成形术 18.0%~22.5% 的发生率。

后尿道包括尿道膜部以及前列腺部,在解剖上位于耻骨联合的正后方,即耻骨下弯的位置。骨盆骨折导致的后尿道离断(pelvic fracture urethral distraction defects,PFUDD)主要发生在此位置。在行后尿道瘢痕切除及吻合成形时,有两个路径可以到达:一是经耻骨途径,即取下腹部切口切除耻骨暴露瘢痕及尿道狭窄远近端;二是经会阴途径,先解剖远端尿道球部,再进一步向近端推进,切除瘢痕,吻合远近端尿道并恢复其连续性。这两种手术途径或方法正是后尿道吻合成形术发展的两个阶段。

早在 20 世纪 50 年代,英国医生 Badenoch 针对后尿道离断过长,无法吻合的患者发明了"尿道套入"的术式,即将尿道远端固定在导尿管上直接牵引到尿道前列腺部待其愈合。1953 年瑞典医生 Johanson 报道了使用阴囊皮瓣的分期尿道狭窄成形术。因为他观察到了一期成形术的缺点,如手术并发症高、勃起功能障碍以及尿失禁等发病率也不低。因此他建议先期行膀胱造瘘,延期尿道狭窄成形。随后 Turner-Warwick 等学者给予改进并应用在膜部尿道狭窄的修补。其基本原则是首先切开尿道狭窄将阴囊皮肤铺在狭窄处,后期再行卷管成形。在当时此种分期尿道成形的术式非常盛行。

然而,该方法的缺点也很明显,经会阴暴露后尿道非常困难,所以此种方法在处理后尿道离断时最后的吻合较困难。但是值得注意的是当时还有一种处理后尿道的手术方式正在兴起,那就是经下腹切口切除耻骨暴露后尿道。1962 年密歇根韦恩州立大学的 Pierce 等学者在 *Journal of Urology* 上发表全耻骨切除暴露后尿道的方法。为完美暴露后尿道采用了经腹途径切除耻骨的方法。随后 Waterhouse 以及 Turner-Warwick 等分别进行了各种尝试。虽然暴露后尿道的效果非常好,但是患者承受的创伤大,术后的并发症也不少,一些病例的治疗效果也不理想导致了后来逐渐放弃了此方法。

1968 年 Paine 以及 Coombes 描述了下腹部单一切口直接经耻骨切除尿道狭窄段一期尿道端端吻合的术式。1973 年 Waterhouse 等提出了双切口的办法行尿道成形。会阴部切口游离前尿道结合下腹部切口在尿道球部和前列腺尖部之间进行吻合成形。在 20 世纪七八十年代该术式被认为是治疗无论成人还是儿童 PFUDD 的金标准。

1977 年 Turner-Warwick 在 *Journal of Urology* 上发表的题为 "Complex traumatic posterior urethral strictures" 的文章,成为这个时代的代表作。阐述了耻骨切除在后 PFUDD 治疗中的地位及意义。在治疗一些复杂病例,如尿道直肠瘘、尿道皮肤瘘、复杂膀胱颈部瘘口等均可采用经腹会阴切口,耻骨切除的方法获得良好的手术视野。而且当时流行的观点是 >2cm 的 PFUDD 均需要切除耻骨。

后来美国杜克大学的 Webster 对通过耻骨切除吻合尿道的方法给予了改进。不再经腹切口暴露耻骨并切除,而是会阴部切口游离尿道球部后纵行切开阴茎海绵体纵隔 3~5cm,暴露耻骨联合后做下方楔形切除,利于更好的暴露前列腺尖部,降低尿道吻合口的张力。通过此方法可以完成长达 5cm 的 PFUDD。1986 年,Webster 和 Goldwasser 对这种新的后尿道吻合成形的方法进行了报道,即经会阴耻骨下楔形切除后吻合尿道成形术。

此后 Webster 教授进一步改进了经会阴后尿道离断吻合成形的方法,也就是目前最为广泛应用的经会阴多步骤后尿道吻合成形术。1991 年 Webster 和 Ramon 发表文章阐述了进一步改进的经会阴尿道狭窄切除吻合成形的方法。提出通过阴茎海绵体纵隔劈开、耻骨下切除以及尿道海绵体改道等一些辅助的操作能够减少尿道球部与前列腺尖部的间隙距离,使得进一步的吻合成形没有张力(图 1-0-9)。此方法在 20 世纪 90 年代开始至今仍是治疗创伤性后尿道狭窄的金标准。

到目前为止,使用阴囊皮瓣修补后尿道狭窄的技术已经很少使用,而最为广泛使用的创伤性后尿道狭窄或闭锁手术治疗方法包括两种:一种是 Webster 的经会阴多步骤尿道吻合成形术;一种是尿道离断较长所采用的 Waterhouse 的方法使用线锯整块切除耻骨暴露后尿道。当然有些非常困难的手术仍可以经腹会阴联合切口来解决。

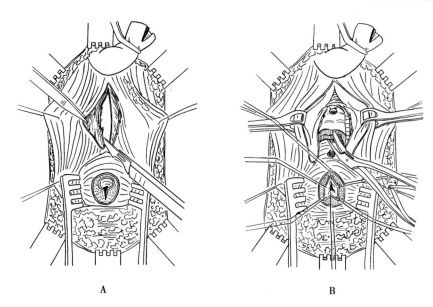

A **B**

图 1-0-9 经会阴多步骤后尿道吻合成形术

A. 阴茎海绵体纵隔劈开；B. 耻骨下部分切除术

（满立波）

参 考 文 献

1. Barbagli G. History and evolution of transpubic urethroplasty：A lesson for young urologists in training. Eur Urol，2007，52：1290-1292.

2. Barbagli G，Balo S，Montorsi F，et al. History and evolution of the use of oral mucosa for urethral reconstruction. Asian J Urol，2016，xx：1-6.

3. Markiewicz MR，Lukose MA，Margarone Ⅲ JE，et al. The oral mucosa graft：a systematic review. J Urol，2007，178：387-394.

4. Korneyev I，Ilyin D，Schultheiss D，et al. The first oral mucosal graft urethroplasty was carried out in the 19th century：the pioneering experience of Kirill Sapezhko（1857-1928）. Eur Urol，2012，62：624-7.

5. Barbagli G，Palminteri E，Guazzoni G，et al. Bulbar urethroplasty using buccal mucosa grafts placed on the ventral，dorsal or lateral surface of the urethra：are results affected by the surgical technique? J Urol，2006，174：955-958.

6. Andrich DE，Mundy AR. Non-transecting anastomotic bulbar urethroplasty：a preliminary report. BJU Int，2011，109：1090-1094.

7. Asopa HS，Garg M，Singhal GG，et al. Dorsal free graft urethroplasty for urethral stricture by ventral sagittal approach. Urology，2001，58：657-659.

8. Kulkarni S，Barbagli G，Sansalone S，et al. One-sided anterior urethroplasty：a new dorsal onlay graft technique. BJU Int，2009，104：1150-1155.

9. Webster GD，Peterson AC. Simple perineal and elaborated perineal posterior urethroplasty. Arab J Urol，2015，13：17-23.

10. Mundy AR. Reconstruction of posterior urethral distraction defects. Atlas Urol Clin N Am，1997，5：139-143.

11. Mcaninch JW. Pubectomy in repair of membranous urethral stricture. Urol Clin North Am，1989，16：297-302.

12. Andrich DE，Greenwell TJ，Mundy AR. Treatment of pelvic fracture-related urethral trauma：a survey of current practice in the UK. BJU Int，2005，96：127-130.

13. Mundy AR. Surgical atlas：anastomotic urethroplasty. BJU Int，2005，96：921-944.

第二章
整形外科学原则与技术在尿道成形手术中的应用

第一节 尿道成形术中的整形外科基本原则

尿道成形手术是治疗尿道畸形、尿道狭窄、尿瘘等疾病的主要外科技术。其主要目的在于重建尿道的连续性及完整性，一方面需实现排尿功能的正常化，另一方面需实现外观的正常化。由于尿道组织条件和解剖结构的特殊性，尤其是前尿道，往往需选用其他组织替代尿道黏膜成形尿道，其中涉及大量的整形外科基本原则。

一、无菌原则

尿道成形手术，尤其是前尿道成形手术，涉及皮瓣、游离移植物（皮片或黏膜等）等材料替代尿道黏膜重建尿道。皮瓣及游离移植物是否存活是手术成功的关键，而感染则是影响其存活的重要危险因素。因此，无菌原则在尿道成形手术中尤为重要，是手术成功与否的重要因素。要实现尿道成形术中的无菌原则则需做好术前准备、术中操作等。术前应注意做好皮瓣、游离移植物取材部位的准备工作。若尿道成形术拟采用阴茎或阴囊部的皮瓣或游离皮片重建尿道，可通过定期泡洗、备皮等方面减少局部皮肤表面附着的细菌量；若拟采用口腔黏膜（颊黏膜、舌黏膜等）重建尿道，则需注意口腔卫生的护理，定期以漱口液进行处理。对于尿路系统或手术区域存在感染的患者，则需要积极使用广谱抗生素或敏感抗生素进行抗感染治疗。术中操作则需严格注意无菌操作，积极使用抗生素预防感染。对于经会阴进行操作的手术，由于手术区域紧邻肛周区域，容易滋生细菌，术中铺巾应遮挡肛周区域，避免切口污染。同时，术后伤口应注意预防感染，保持伤口区域干燥，及时排出尿道外口分泌物等。

二、无创原则

由于尿道成形手术需重建尿道，甚至需取材替代正常尿道黏膜，其血供的重建尤为重要。过度钳夹、挤压、摩擦、扭转等均可导致组织损伤、血管痉挛，导致局部组织缺血，进而导致手术失败、尿瘘发生等严重并发症。因此，尿道成形手术应注意无创原则，仔细辨识解剖层次，运用精细器械，细致精准操作，保护血管、神经及正常组织，尽量减少组织损伤。

三、无死腔和创面全覆盖原则

死腔是因局部组织缺损或组织覆盖不全导致的创面闭合后在皮下或深层组织间隙出现的空隙,将严重影响尿道成形手术的成功率。对于前尿道成形手术利用皮瓣、游离皮片或口腔黏膜等重建成形尿道后则应多层组织覆盖,并采用加压包扎的方式减少死腔的形成。对于后尿道重建手术,术中需完全切除瘢痕,则手术区域可能出现局部组织缺损,易出现死腔和局部血肿。同时由于会阴部血供丰富、组织疏松,易于在疏松腔隙出现血肿而创面愈合,造成愈合困难或继发感染,因此需仔细缝合完整关闭残留腔隙、加压包扎手术区域。若组织缺损较多、残留腔隙过大,则可通过组织填充、负压引流,避免死腔形成。

四、无张力原则

若尿道狭窄段较长,则在尿道端端吻合过程中造成张力过大,容易影响愈合,严重者可引起组织坏死、创口裂开等情况。因此,尿道端端吻合时应充分游离近端及远端尿道,避免张力过大而影响吻合尿道的生长。采用皮瓣或游离移植物成形尿道时同样需注意局部张力,若张力过大则不利于皮瓣或游离皮肤移植物的存活,同时易导致发生组织挛缩。因此,游离移植物的取材不宜过小,应保持游离移植物略大于成形尿道所需的组织大小,缝合时应注意无张力缝合和锚定。

第二节　皮瓣技术在尿道成形术中的运用

皮瓣(flap)包含皮肤和皮下组织,往往通过原有血管供应或利用微血管外科技术重新获得血管供应的组织。根据皮瓣的取材部位不同,皮瓣往往包括了皮肤瓣、筋膜瓣和肌瓣等。

一、皮瓣的分类

皮瓣根据其形态可分为扁平皮瓣、管形皮瓣(即皮管),根据取材及修复缺损部位的远近可分为局部皮瓣、远位皮瓣(带蒂皮瓣)等。20 世纪 70 年代以后,随着对皮瓣血供、血管分布的深入研究,学界提出了按皮瓣血供及血管分布情况进行分类的办法,将皮瓣分为任意皮瓣(图 2-2-1)、轴型皮瓣(图 2-2-2)两大类。这也是目前对皮瓣分类最为认可的方式。其中,轴型皮瓣又分为具有直接供应皮瓣的皮肤动脉、肌皮动脉、动脉干网状血管及肌间隙或肌间隔血管等类型。然而,上述按皮瓣血供及血管分布情况分类的新型方法主要应用于局部皮肤或组织缺损的修复。尿道成形术中皮瓣的分类多以传统的取材及修复缺损部位的远近进行分类。

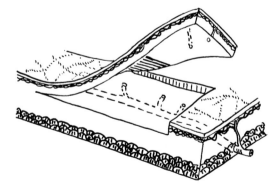

图 2-2-1　任意皮瓣

任意皮瓣的血供来源于真皮血管丛,制作任意皮瓣时来源于深部动脉的穿支血管将被离断

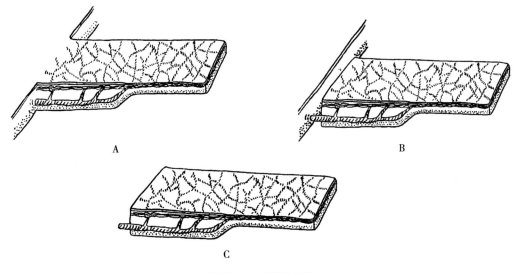

图 2-2-2　轴型皮瓣

A.半岛状皮瓣；B.岛状皮瓣；C.带血管蒂的游离皮瓣

二、尿道成形术中皮瓣的类型

尿道成形术多以皮瓣作为重建尿道的替代材料。1968 年,Orandi 首次描述了带蒂皮瓣用于尿道成形术的方法。1980 年,Duckett 首次介绍了包皮或阴茎皮瓣转移治疗尿道狭窄的方法。尿道成形术中的皮瓣主要取材于阴茎或阴囊皮肤。阴茎及阴囊作为尿道邻近组织,具有取材方面、操作简单等优点。然而,由于阴茎及阴囊皮肤伸缩性较大且内有毛囊,尿道成形术后容易出现皮肤挛缩再发尿道狭窄,也容易出现毛发生长而形成结石和憩室进而引起感染等并发症。

目前,皮瓣主要用于尿道下裂或长段尿道狭窄患者的尿道成形。根据取材部位的不同,尿道成形术利用的皮瓣主要包括阴茎皮瓣、阴囊中隔皮瓣、阴茎和阴囊联合皮瓣等。

(一)阴茎皮瓣

阴茎皮瓣是尿道成形术重建尿道的重要组织替代物。由于阴茎皮肤血供主要分为两个层次:浅层主要是阴茎背浅动脉和静脉供应的阴茎皮肤和包皮外板,深层主要是阴茎背深动脉供应包皮内板和内外板交界处。同时,浅层与深层血管容易分离,这就为阴茎皮瓣提供了解剖学条件。包皮内外板交接处血管分支最丰富,适合做血管蒂皮瓣。基于以上解剖学基础,1971 年 Asopa 报道用附着于包皮外板的横行带蒂包皮内板做尿道,即横行带蒂包皮瓣尿道成形术。Duckett 改良 Asopa 术式于 1980 年报道了将阴茎头隧道技术与带蒂横行包皮瓣技术相结合的一期尿道成形术。

(二)阴囊中隔皮瓣

阴囊临近尿道,取材方面、皮源充足、皮肤薄而柔软,缺乏皮下脂肪;中缝区两侧约 1cm 内无或少有阴毛,皮下为含有平滑肌和弹力纤维组成的疏松、富有弹性的肉膜,其血供丰富,是重建尿道的良好材料。与阴茎皮肤相比,其伸缩性大,术后易出现憩室样扩张,故取材不宜过宽。此外,个别成年患者术后尿道可生长毛发,日后发生毛石,可在术前或术中将毛囊电灼破坏。

（三）阴茎阴囊联合皮瓣

包皮瓣往往组织材料有限、取材范围受限，不能满足长段尿道狭窄所需的替代材料。因此，对于诸如阴囊、会阴型尿道下裂或长短尿道狭窄的患者，往往需要使用带蒂阴茎阴囊联合皮瓣用于成形尿道。

三、皮瓣的选择原则

（一）充分评价尿道和备选皮瓣区皮肤条件

尿道成形术皮瓣的选用主要取决于缺损尿道的长度或尿道狭窄的程度方可确定选取皮瓣的部位、大小等。因此，应首先确定尿道的局部情况，包括狭窄或缺损尿道的部位、长度、程度、残留尿道板情况、周围皮肤条件等。术者需针对上述情况选择适当的阴茎、阴囊供皮瓣区来涉及皮瓣的大小。

（二）尿道成形术中皮瓣的选择原则

尿道成形术中运用皮瓣转移技术须考虑皮瓣性质、皮瓣血供及皮瓣转移的力学因素等。在设计皮瓣时，术者应充分考虑蒂部的宽度，并且注意循环主要血管的走行方向应与皮瓣的长径保持一致，以保证皮瓣的血液循环。同时，皮瓣早期营养依靠于带蒂部血液循环进行供应，皮瓣长与宽的比例一般不宜超过 2:1，对于血液循环良好者长宽比例可略微增至（2.5~3.0）:1。否则，如果皮瓣长宽比例过大则容易导致远端出现血运障碍或坏死。此外，在重视皮瓣的动脉供应时，也应考虑其静脉回流。如果静脉回流不佳，皮瓣局部组织肿胀，压迫动脉使得血流受阻或完全阻断，进而可能发生肿胀、水泡、淤血等，甚至皮瓣坏死。

尿道成形术中供皮瓣区是阴茎和阴囊区的皮肤。结合尿道成形术的特点，皮瓣的选择应注意以下原则：①首选局部、临近皮瓣，且制作皮瓣的方案需安全简便；②尽量避免不必要的延迟或间接皮瓣转移；③皮瓣的长度、宽度应比实际成形尿道所需的皮肤面积大 20% 左右；④尽量选用血运丰富的皮瓣进行移植成形尿道。

（三）尿道成形术中制作皮瓣的注意事项

尿道成形术中选取合适大小的皮瓣作为尿道的替代材料成形尿道尤为重要。应依据需成形尿道的长度、位置和尿道板条件等因素，在邻近部位设计皮瓣。在制作皮瓣时应注意：①选取的皮瓣应尽可能避免形成阴茎弯曲、阴囊形态异常等畸形；②切开皮肤后锐性分离皮下组织，轻柔操作，切勿损伤重要神经及血管；③应保证皮瓣厚薄均匀，不要挤压折叠；④观察皮瓣活力：肤色红润，远端边缘有出血，轻压皮瓣充血反应良好，表示皮瓣活力好；皮瓣远端苍白，边缘不出血，表示动脉供血不足或血管痉挛；皮瓣颜色发绀，表示静脉回流不畅，缝合后给以适当压力加压包扎；⑤皮瓣尽量无瘢痕，以免影响血运；⑥充分止血；⑦分层缝合，保证皮瓣四周张力均匀。

第三节　游离移植物在尿道成形术中的运用

20 世纪 90 年代以前，游离移植物多在阴茎或阴囊皮肤无法制作足够的带蒂皮瓣或带蒂皮瓣不能到达替代区域时用于成形尿道。随着临床运用的深入，20 世纪 90 年代以后游离移植物用于成形尿道的优势逐渐体现，已成为成形狭窄或畸形尿道的主要替代组织。用于尿道成形术中的游离移植物主要包括阴茎或阴囊游离皮片、口腔颊黏膜或舌黏膜、膀胱黏膜等。合理选择皮片或黏膜的类型、大小、厚度等是决定游离移植物成形尿道是否成功的关键。

一、游离皮肤移植物

（一）皮肤的结构

皮肤由外向里主要包括了表皮、真皮和皮下组织三部分（图 2-3-1）。表皮内无血管、有游离神经末梢，由浅及深可分为角质层、透明层、颗粒层和生发层。真皮位于表皮以下，主要由胶原纤维、弹力纤维和基质等结缔组织组成，其中包含有神经、血管、淋巴管、肌肉、毛囊、皮脂腺及大小汗腺等组织。真皮分为乳头层和网状层。皮下组织是皮下脂肪层，由脂肪小叶及小叶间隔组成，内含有丰富的血管、淋巴管、神经、汗腺和毛囊。皮下组织是一层疏松组织，能缓冲外来压力、隔绝热刺激，能够储存能量。

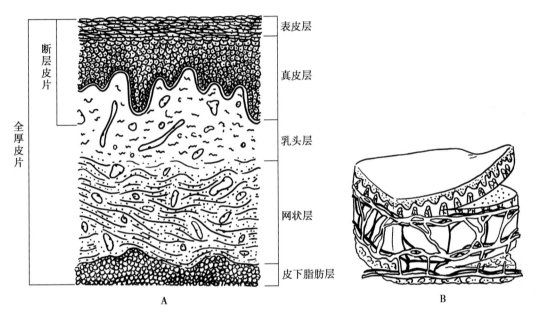

图 2-3-1 游离皮肤移植物示意图
A. 皮肤组成与皮片类型；B. 断层皮片与全厚皮片的切取部位

（二）游离皮肤移植物（皮片）的类型

游离皮肤移植物，又称皮片，是最基本、最常用的外科技术之一。皮片按照皮肤组织厚度可分为刃厚皮片、中厚皮片、全厚皮片和含真皮下血管网皮片 4 种，其中刃厚皮片、中厚皮片又称为断层皮片。尿道成形术中用于重建或成形尿道的皮片以全厚皮片、带真皮下血管网皮片为主。

1. 刃厚皮片 又称表皮皮片，仅含表皮和少数真皮乳头层。刃厚皮片平均厚度约为 0.3mm，其优势在于易成活、抗感染能力强，可在同一区域多次切取，其劣势在于挛缩程度大，难以耐受外界摩擦和挤压。刃厚皮片若移植于关节或肌肉肌腱等活动要求高的部位则容易产生痉挛与粘连而影响功能活动。

2. 中厚皮片 包含有表皮和部分真皮层组织，其平均厚度 0.3~0.6mm。中厚皮片的特点也是较易成活，移植成活后质地柔软，挛缩程度比刃厚皮片小、色泽改变轻，能够耐受一定程度的摩擦和挤压。然而，中厚皮片的抗感染能力较刃厚皮片弱，且可产生色素沉着，不适合移植于负重部位。

3. 全厚皮片　包括表皮、真皮全层组织,其内含有毛囊,但不带有皮下组织。全厚皮片的厚度随患者年龄、性别及取材部位不同而存在一定的差异。全厚皮片的特点是挛缩程度小,成活后质地柔软、活动度好,能够耐受摩擦和挤压,但不易在感染创面上成活。由于切取全厚皮片后供皮区无上皮组织存留,大面积的切取全厚皮片后供皮区创面难以直接拉拢缝合,因此全厚皮片不适合大面积的切取。

4. 带真皮下血管网皮片　带真皮下血管网皮片包含了表皮、真皮和完整的真皮下血管网,还带有一层薄薄的脂肪组织。带真皮下血管网皮片的特点是成活后质地柔软、弹性好,不易挛缩,其功能和外观均能较好保留。但该皮片仅适于在无菌创面上移植,且成活条件较高,移植后可能发生不同程度散在性表皮水泡或局灶性坏死。

(三)尿道成形术中游离皮肤移植物的选择

合适的游离皮肤移植物是此类尿道成形术成功的关键。游离皮肤移植物是否合适主要取决于两方面:一方面是游离皮肤移植物的来源,另一方面是游离皮肤移植物的厚度和大小。

供皮区皮肤是否适合制作尿道成形术的游离皮肤移植物,需通过评价供皮区皮肤的伸缩性、弹性、毛发分布及瘢痕情况等因素来决定,同时需避免影响供皮区的功能和外观。尿道成形术多选用阴茎或阴囊区无毛区的皮肤作为游离移植物成形尿道。若阴茎或阴囊皮肤不足以或不适合作为游离皮肤移植物则可选用大腿内侧、前臂尺侧皮肤作为供皮区。

尿道成形术使用的游离皮肤移植物是替代尿道的组织,需具有挛缩程度小、抗水性强、易存活等特点。刃厚平片、中厚皮片挛缩程度较重,用于成形尿道后容易发生挛缩而再发尿道狭窄,因此不适合作为尿道成形术中的游离皮肤移植物。全厚皮片、带真皮下血管网皮片由于包括了表皮、真皮或部分皮下组织,其皮肤自身特点保留较为完整,挛缩程度较轻微、屏障作用保留完整,相比于刃厚皮片和中厚皮片更适合作为尿道成形术中的游离皮肤移植物。然而,全厚皮片、带真皮下血管网皮片存活条件要求较高,受皮片大小、面积和移植区局部条件等因素影响。因此,全厚皮片、带真皮下血管网皮片作为游离皮肤移植物用于尿道成形术,其面积不宜过大,否则易发生游离皮肤移植物坏死、尿瘘、再发狭窄等并发症。

(四)游离皮肤移植物的生长特点

游离皮肤移植物移植后需要建立新的循环方能保证移植物的存活。目前,游离移植物血管供应的建立包括血浆营养期、血管再生与血液循环的建立两个过程。其中血浆营养期主要在移植后 1~2 天内,血管再生与血液循环建立主要在移植后 3~4 天。若游离移植物能够顺利通过早期的 1~2 天而过渡到血管化即可成活。在这期间,若有皮下积液、皮下存在异物或皮片滑动等将会阻碍皮片血管的过程,或者超过这个时间段游离移植物仍未建立血液循环则游离移植物细胞将开始自溶,从而将导致游离移植物移植失败。

1. 血浆营养期　游离皮肤移植物被移植到受区创面上后由于没有血管供应,仅能从受区创面或邻近组织中吸收血浆样液体中的营养物质。这一过程主要是移植后的 48 小时,称为血浆营养期。在血浆营养期,血浆样液体位于游离移植物与受区创面或周围组织间作为游离移植物的营养床,以满足早期的营养供应。随着时间的推移,游离移植物与受区之间逐步形成一个纤维网,使游离移植物产生内源性固定,为下一步建立血液循环创造条件。

2. 血管再生与血液循环的建立　游离移植物在移植 48 小时后血管芽在移植物与受区间快速生长。通常在术后 4~5 天,一方面游离移植物受区血管的血管芽逐步长入游离移植物,另一方面部分受区血管和游离移植物内血管直接吻合形成新的血管网。至此,游离移植物的血管再生和血液循环便逐步建立起来了。在游离移植物血管再生和血液循环建立的过程中,新的淋巴管或淋巴循环也同时建立了起来。

二、口腔黏膜游离移植物

Humby 最早于 1941 年将口腔颊黏膜用于尿道下裂尿道成形术。1992 年,口腔颊黏膜逐步开始用于尿道狭窄尿道成形术。经过长期的积累和发展,口腔黏膜目前已成为尿道成形术中主要的游离移植物,包括了口腔颊黏膜、舌黏膜和唇黏膜。口腔黏膜主要由上皮、固有层构成(图 2-3-2)。其中上皮为复层扁平上皮,类似于皮肤的表皮;固有层结缔组织突向上皮形成乳头,其内富含毛细血管,类似于皮肤的真皮。口腔被覆黏膜(如颊黏膜、舌腹黏膜及唇黏膜等)固有层以下有黏膜下层,是一层疏松的结缔组织,根据部位不同内可能含有小涎腺、较大的血管、淋巴管、神经及脂肪组织。口腔黏膜游离移植物类似于游离皮肤移植物中的全厚皮片,其移植后的存活与游离皮肤移植物的血管再生和血液循环建立类似。相比于全厚皮片,由于口腔黏膜具有更好的毛细血管网,在移植后血管化更迅速而更容易存活。

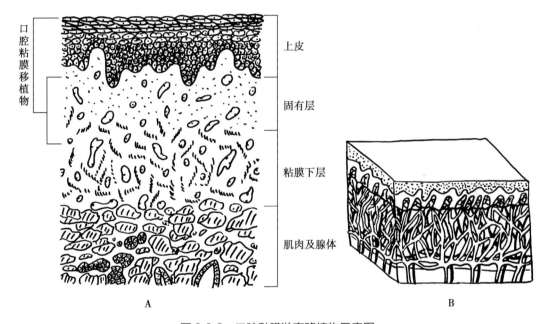

图 2-3-2　口腔黏膜游离移植物示意图
A.口腔黏膜组成与口腔黏膜游离移植物组成;B.口腔黏膜游离移植物切取部位

(一)口腔颊黏膜及唇黏膜

口腔颊黏膜及唇黏膜都属于口腔被覆黏膜,其具有上皮层厚、固有层薄且非常坚韧等特点,其内富含弹性纤维、组织弹性好,具有良好的抗感染能力,能够适应在潮湿环境中存活并生长。口腔颊黏膜及唇黏膜用于尿道成形术中尿道替代物具有明显优势。

1. 取材容易　由于口腔颊黏膜及唇黏膜延展性好、供区面积相对较大,切取游离移植物后供区能够直接缝合,且愈合快、不适症状及并发症发生少。

2. 易存活　相比于皮肤游离移植物,口腔颊黏膜及唇黏膜固有层内含丰富的毛细血管,能够更早、更好的血管化,及时恢复血供,易于游离移植物的存活。

3. 黏膜弹性好、挛缩程度轻　由于口腔颊黏膜及唇黏膜上皮层厚,且黏膜内富含弹性纤维,弹性好,移植后不易发生挛缩,可明显减少术后尿道狭窄的复发。

4. 抗感染能力强 由于口腔属于开放腔道,长期与外界相同,口腔黏膜上皮具有良好的屏障作用,能够有效抵御细菌侵袭,具有良好的抗感能力,适用于尿道成形术中替代尿道组织。

5. 能够耐受潮湿环境、无毛发生长 口腔与尿道均属于潮湿环境,相比于皮肤而言,口腔黏膜更适合尿道环境,能够有效避免因尿液长期侵蚀而发生组织挛缩。同时,口腔黏膜内无毛囊,用于移植替代尿道后不担心毛发生长等并发症的发生。

(二)舌黏膜

游离舌黏膜尿道成形术最早见于 2006 年 Simonato 团队的报道。舌黏膜上皮厚、富含弹性纤维、黏膜固有层薄,移植后组织特点保留完整且容易血管化而易于成活,具有和口腔颊黏膜及唇黏膜相类似的组织学特点,也具有同口腔颊黏膜和舌黏膜相类似的优势。舌黏膜通常取材于舌侧面和舌腹侧,上述区域没有特殊功能,属于被覆黏膜。相比于颊黏膜,舌黏膜取材更容易,一次可取长 6~14cm、宽 1.5~2.0cm 的移植游离移植物。

三、膀胱黏膜游离移植物

膀胱由内至外由黏膜层、黏膜下层、肌肉层和浆膜层组成,其中黏膜包括上皮和固有层两部分(图 2-3-3)。膀胱黏膜上皮为移行上皮细胞,与尿道黏膜上皮细胞一致。1947 年 Memmelaar 首次报道了利用膀胱黏膜重建尿道的手术方式,但因其手术手术成功率低、术后并发症高而被摒弃。1975 年和 1980 年梅骅团队报道了一组成功率高达 95% 左右的膀胱黏膜尿道成形术,再次证实其可用于尿道下裂的尿道重建手术。然而,随着游离皮肤移植物和口腔黏膜移植物等替代组织的使用,膀胱黏膜用于尿道成形术还是相对较少。

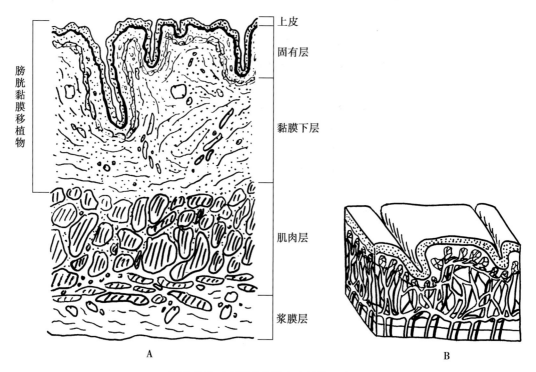

图 2-3-3 膀胱黏膜游离移植物示意图
A.膀胱黏膜组成与膀胱黏膜游离移植物组成;B 膀胱黏膜游离移植物切除部位

从理论上讲,膀胱黏膜与尿道黏膜具有相类似的组织学特点,且生长环境相似,具有组织薄、伸缩性大等特点,同时无毛发、可耐尿液的浸泡和侵蚀、再生能力强、代谢率低,是理想的尿道替代物。但在实践中发现,膀胱黏膜极易收缩,精准裁剪膀胱黏膜的长度和宽度较为困难;同时其组织张力相对较小,尿道成形术后容易产生憩室而远期预后不佳。此外,膀胱黏膜取材不易、创伤大也阻碍的膀胱黏膜的广泛使用;同时,尿道成形术前不少患者术前均长期留置耻骨上膀胱造瘘管或尿道,膀胱黏膜多有炎症、水肿而不能被利用。

四、肠道黏膜游离移植物

游离皮肤移植物、游离口腔黏膜移植物用于尿道成形术的最大缺点是材料来源有限,难有足够的游离移植物用于复杂性超长段尿道狭窄的成形和重建。直肠或结肠黏膜较为丰富,具有一定的弹性和轻度皱缩等特点,且剥离黏膜相对容易,可作为一类可选择的尿道成形术尿道替代物。虽然近期有基础或临床研究证实了结肠黏膜或直肠黏膜作为尿道替代物用于尿道成形术的效果良好,但其使用亦应当慎重。一方面,目前关于肠道黏膜血管供应更多依靠对肠道平滑肌脉管系统的理解,其黏膜下的血管系统认识尚未达到与对皮肤血供认识相当的水平;另一方面,肠道黏膜的取材需要切取部分肠道或直接于肠道上剥离黏膜,创伤往往较大,对肠道功能的影响较大。因此,尿道成形术中一般未将肠道黏膜尿道成形术作为首选方法,仅能作为一种可选择的尿道成形手术方式。

（王坤杰 廖邦华）

参 考 文 献

1. Chen F, Yoo JJ, Atala A. Acellular collagen matrix as a possible 'off the shelf' biomaterial for urethral repair. Urology, 1999, 54:407-410.

2. Fichtner J, Filipas D, Fisch M, et al. Long-term outcome of ventral buccal mucosa onlay graft urethro-plasty for urethral stricture repair. Urology, 2004, 64:648-650.

3. Quartey JK. One stage penile/preputial cutaneous island flap urethroplasty for urethral stricture: A preliminary report. J Urol, 1983, 129:284-287.

4. Fifer TD, Pieper D, Hawtof D. Contraction rates of meshed, nonexpanded split-thickness skin grafts versus split-thickness sheet grafts. Ann Plast Surg, 1993, 31:162-163.

5. Montague D, Gill I, Angermeier K, et al. Textbook of reconstructive urology surgery. London: Informa UK Ltd, 2008.

6. Muneer A, Arya M, Gerald Jordan. Atlas of male genitourethral surgery: the illustrated guide. Oxford: John Wiley & Sons Ltd, 2014.

7. 王忠. 下尿路修复重建手术学. 北京:人民卫生出版社, 2010

8. 徐月敏. 尿道修复重建外科学. 北京:人民卫生出版社, 2010

第三章

尿道成形手术术前准备

第一节　尿道成形术前检查

一、尿道造影及技巧

尿道成形术前准备包含诸多内容,其中最重要的是明确尿道狭窄的状况,包括尿道狭窄的位置、尿道狭窄的长度以及有无其他并存的尿道狭窄相关问题,如尿瘘的形成。尿道造影检查是目前尿道狭窄诊断中最为重要的手段。尿道造影是尿道狭窄诊断最古老的方法,至今仍可谓尿道狭窄诊断的金标准。尿道造影包括逆行尿道造影(retrograde urethrography, RUG)和顺行尿道造影(antigrade urethrograhy, AUG)两种,后者又称排泄性膀胱尿路造影(voiding cystourethrography, VCUG)。有时候此两类尿道造影技术还需结合起来使用,以明确尿道狭窄或闭锁的远近端情况。

尿道造影需术者亲自操作,能更好地了解尿道狭窄的状况,更加准确判断尿道狭窄的细节以及所要采用的尿道成形手术术式。有研究表明术者亲自进行尿道造影检查,然后分析尿道造影结果跟放射科医生独立阅片所做出的诊断内容是有明显差异的。所以强烈建议术者在术前最好自己完成尿道造影检查。当然在比较大的尿道手术诊治中心,这种模式的可行性存在一定困难,但是进一步探索尿道造影检查的规范化可能会弥补这种缺陷并提高术者解读尿道造影平片的统一性及准确性。

尿道造影时患者的体位非常重要,一般要求身体向侧方倾斜35°~45°,保证尿道走行方向与摄影平面平行或者与射线方向垂直,从而能够最大范围接近真实状况,暴露尿道,观察各段尿道的细节。如果摄影平面的角度与尿道走行方向成角,角度越大对狭窄长度的判断与估计则越偏小。

不建议在造影前使用利多卡因胶浆等局麻润滑药物,虽然此种作法可以提高患者在造影过程中的舒适度,但是胶浆会使尿道腔显影不清,局部组织水肿等影响对造影结果判断的情况。通过尿道造影检查我们可以明确以下三个基本问题:狭窄的位置、狭窄的长度以及有无其他并发的问题如尿瘘、假道形成等。

造影前需向患者交代本次检查的目的及方法,并需签署有创检查知情同意书,缓解患者紧张情绪并完善医疗文书。尿路感染患者不建议立即行尿道造影检查,需抗菌处理病情稳定后再行此类检查。建议患者在尿道造影检查前行软膀胱镜检查,以排除膀胱或尿道,特别是尿道闭锁近端存在结石可能并影响造影结果的判读。

(一)逆行尿道造影

逆行尿道造影是指自尿道外口注入造影剂,使造影剂逆着正常尿流方向流动,依次通过尿道外口、阴茎部尿道、膜部尿道以及前列腺部尿道,最后进入膀胱。通过观察造影剂所反映的尿道各部腔径的变化判断尿道通畅情况。当尿道任何部位存在严重狭窄甚至闭锁时,造影剂可能会在该处停滞。此时需要顺行造影结合逆行造影来进一步明确尿道狭窄或闭锁的长度。

成功的逆行尿道造影可以清晰显示前尿道的解剖状况以及狭窄情况(图 3-1-1)。通常从尿道外口到阴茎根部是管径粗细大体一致的腔,在阴茎阴囊交界处耻骨前下方尿道开始向下方弯曲。而球部尿道呈膨大状态,明显较阴茎部分增粗。其后方延续为膜部时逐步皱缩在膜部呈线装状或不可见。在逆行造影状态前列腺部尿道往往呈线装,可见精阜痕迹。

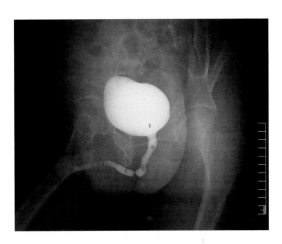

图 3-1-1 尿道逆行造影

单纯前尿道狭窄行逆行尿道造影患者可以采用立位或者平卧位,保持骨盆向右侧倾斜 35°~45°(图 3-1-2)。站立位时患者身体向右侧倾斜后两腿稍分开,保持右膝关节稍屈曲左膝关节伸直,即"前腿弓后腿蹬"的姿势,可以得到满意的前尿道造影效果。平卧位时患者身体向右侧倾斜后左侧膝关节伸直,右侧膝关节保持弯曲状态。将右侧小

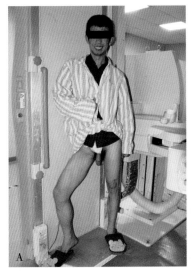
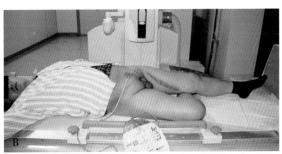

图 3-1-2 尿道造影卧位

A. 立位;B. 卧位

腿压在左侧肢体下方,可以帮助患者保持倾斜的体位及更好暴露尿道显影。为缓解患者长时间体位要求造成腰背部不适,可以在患者臀部或背部放置靠垫或枕头,以增加患者的舒适性。

造影前先拍摄一张斜位的骨盆平片,可以作为一个初始对照,有时会发现尿路结石等一些尿路异常情况。一般需要准备 10~20ml 造影剂,操作前需要对尿道外口、阴茎及会阴区做仔细地消毒准备。因为尿道外口容易造成造影剂泄漏,诸多学者发明了各种尿道外口专用的造影器械,如普通阴茎夹、Knutsson 阴茎夹以及 Brodney 阴茎夹等(图 3-1-3)。我科近期因地制宜设计了一款简单的尿道逆行造影的方法,跟国外的上述专用设备比非常简单也经济实用(图 3-1-4)。我们也曾尝试用橡皮条勒住冠状沟的方法防止造影剂外泄来进行逆行造影,虽然效果明确,但是因患者局部不适甚至疼痛感明显而放弃。上述准备完毕缓慢注入造影剂,可以动态观察尿道充盈的情况。需要注意的是当尿道狭窄严重或者闭锁状态时,尿道腔充盈完后不宜再继续加压造成尿道腔过度充盈,此时的高压状态容易增加造影操作逆行感染的机会。如果尿道有损伤或者感染高压也会增加造影剂自黏膜破损处外渗的可能。

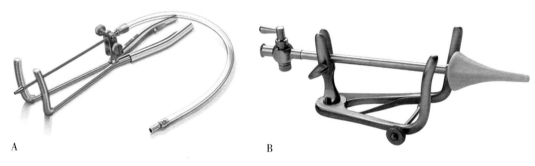

A   B

图 3-1-3　尿道造影用阴茎夹

A. Brodney；B. Knutsson

(二)排泄性膀胱尿道造影

膀胱造影分动态造影和静态造影两种,动态膀胱造影也就是排泄性膀胱尿道造影,是指向膀胱内注入造影剂后,给予患者排尿的指令,使造影剂模拟正常排尿情况流动,依次通过膀胱颈尿道内口、前列腺部尿道、膜部尿道、球部尿道以及阴茎部尿道最后自尿道外口排出。可以动态观察膀胱颈口开放的情况以及整个尿道通畅情况。对评价膀胱功能,

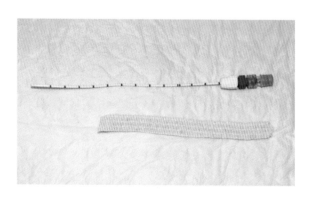

图 3-1-4　我科设计的简单尿道逆行造影装置

膀胱颈口功能以及后尿道狭窄有着重要的作用。排泄性尿路造影也是术后患者复查常用的方法之一。

患者通常取立位或者平卧位。因大部分患者不习惯平卧位排尿,所以建议患者在行VCUG 时尽量采取立位。但是一些骨盆骨折导致的后尿道狭窄患者,往往存在多发复合伤,如骨盆或四肢骨骨折。在这种情况下患者站立困难或存在跌倒风险,而只能采取卧位造影。同样为了保证患者的尿道走行尽量与射线方向垂直,可以让患者骨盆向右侧倾斜。

保持患者体位,调整 X 线视窗。先拍摄一张斜位骨盆 X 线片,作为造影结果的基线对照并观察骨盆的骨折情况,左右侧耻骨支的对称情况。有些粉碎性耻骨骨折可以观察到有碎骨片嵌入尿道周围。通过膀胱造瘘口导尿管注入造影剂 350~400ml 或者缓慢注入造影剂,当患者有较强尿意后停止造影剂注入。如果没有造瘘也可以通过静脉注射造影剂或者通过细尿管或输尿管插管等经尿道插入膀胱注射造影剂。采用输尿管插管等较细较硬的管子插入时要小心注意不要造成进一步的尿道损伤或者假道等意外情况。所以建议先插入一根安全导丝,顺着导丝再置入尿管或细的输尿管支架管。

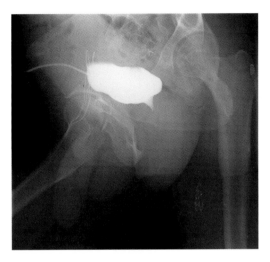

图 3-1-5 静态膀胱造影

注入造影剂后先观察静态的膀胱情况(图 3-1-5)。如膀胱的黏膜是否平滑;膀胱在骨盆中的位置,有没有因后尿道完全离断导致前列腺上移;有没有神经源性膀胱松塔样表现;有没有存在膀胱憩室或者瘘的形成等。此时重点还需要观察膀胱颈口开口情况,如果存在静态下的膀胱颈口非主动开放多提示内括约肌较松弛。有研究证实此类患者术后发生尿失禁的比例约 53%。此外,如果患者存在膀胱瘘,此时可以看到造影剂外渗。

静态观察膀胱完毕,嘱患者做排尿动作。一般来讲,如果膀胱足够充盈且功能正常,我们可以看到膀胱颈口缓慢打开,造影剂逐渐充盈后尿道,通过尿道膜部进入前部尿道并排出。当然由于尿道狭窄或闭锁的位置不同,我们可以观察到造影剂在前进过程中受阻的状况。此时我们需要结合逆行尿道造影联合对尿道闭锁的长度进行明确判断(图 3-1-6)。

需要注意的是,好多患者尽管内括约肌功能正常,但在行造影检查时也不能够做到完全配合打开膀胱颈口。此种情况会使得后尿道狭窄长度的评估变得不确定,此时我们可以借助尿道探子自造瘘口,顺行插入后尿道或者软膀胱镜顺行观察后尿道并停留在断端,在逆行造影的配合下明确尿道闭锁或狭窄的情况(图 3-1-7)。如果患者的膀胱颈口打开良好,我们

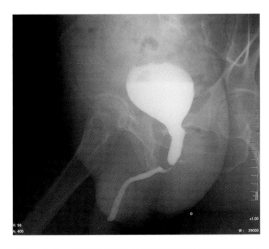

图 3-1-6 顺行造影结合逆行造影诊断尿道狭窄

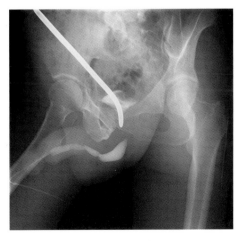

图 3-1-7 尿道探子辅助尿道造影

可以清晰地辨识后尿道狭窄的近端位置以及整个后尿道情况。

此外需要提出的是,利用尿道造影结果对尿道狭窄状况进行分级,目前在国内并没有得到重视。尿道狭窄分级主要用于尿道创伤的评估。目前国际上常用的尿道损伤分级系统有两个:一个是美国创伤外科学会分级系统(AAST),一个是Goldman分级系统。

二、膀胱镜检查

膀胱镜检查特别是软膀胱镜检查在尿道狭窄的诊断与明确中有着重要的意义。跟尿道造影一样,膀胱镜检查包括顺行膀胱镜检查以及逆行膀胱镜检查。

逆行膀胱镜检查使用硬膀胱镜或软膀胱镜均可,但是目前膀胱软镜粗细为16F,较大多数硬镜细,所以在使用时优势明显(图3-1-8)。

当然,当尿道狭窄较严重,必要时我们也可以使用软输尿管镜或者儿童膀胱镜来检查。我们知道膀胱镜下的尿道操作,如镜下扩张是一种安全的治疗方式。有一些患者在行尿道成形术前需要膀胱造瘘。此时,使用膀胱镜引导下置入导丝,沿导丝置入细

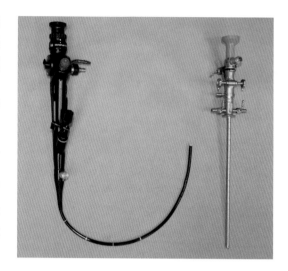

图 3-1-8 膀胱软镜与硬镜

尿管或者输尿管支架,然后注水充盈膀胱再行穿刺造瘘是比较安全的。

顺行膀胱镜检查大多采用软膀胱镜。需注意是有些后尿道狭窄患者,先期行膀胱造瘘时没有考虑到后期手术的需要,造瘘位置非常低,有些甚至紧贴耻骨联合上方。不仅后期手术时顺行置入尿道探子困难,行硬膀胱镜检查几乎不能进入后尿道。而软膀胱镜则灵活得多,可以在观察完膀胱后顺利进入后尿道。有些患者在行膀胱镜检查时可以观察到后尿道结石、尿道假道等(图3-1-9)。有些患者在行尿道造影时膀胱颈口打开困难,使用软膀胱镜自尿道内口置入顺行观察尿道,结合逆行造影可以进一步明确尿道闭锁或者狭窄的长度。当然更为重要的是,膀胱镜检查是一种直观的观察,对尿道信息的了解较造影更为真实。

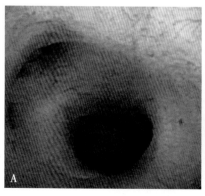
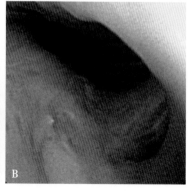

图 3-1-9 软膀胱镜观察后尿道
A. 假道;B. 盲端

当然不可否认膀胱镜检查不适用于一些严重的尿道狭窄。尽管我们可以使用管径较细的软输尿管镜,甚至儿童膀胱镜。但是一些尿道狭窄如苔藓样硬化的患者尿道外口狭窄严重,无法进行膀胱镜检查。

三、尿道超声

尿道超声检查是由美国的 McAninch 教授在1988 年提出的一种检查尿道狭窄的方法。该方法并未在尿道狭窄的诊断中得到广泛使用。尿道超声检查主要用于前尿道狭窄的检查。尿道超声检查的优势在于不仅能够较准确判断狭窄的长度,还能够判断尿道海绵体纤维化的程度。有时候尿道腔关闭状态下超声检查结果判断不够明晰,我科尝试利用尿道造影的技术,将生理盐水注入尿道腔内并保持,然后观察尿道狭窄情况效果显著(图 3-1-10)。

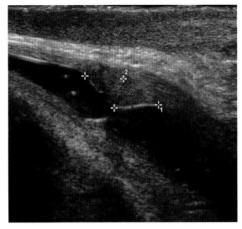

图 3-1-10　B 超检查前尿道狭窄

第二节　尿道成形术手术器械准备

一、常规缝切手术器械

使用常规手术器械中的剪、切以及缝合器械均可完成尿道手术(图 3-2-1)。切割皮肤常用的手术刀为 15 号小球刀以及 10 号刀片。15 号小球刀在切割阴茎皮肤及包皮时非常精细,切割范围小,容易控制切割的深度及广度。此外小球刀在阴茎纵隔三角韧带劈开时也可以配合使用。仔细切割,随时辨析切割的深度并及时调整,可以减少术野出血。在进行后尿道

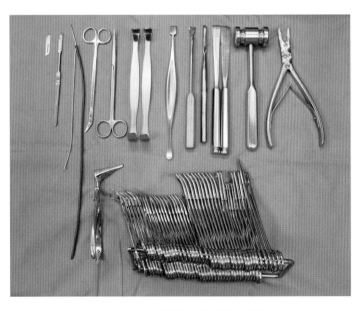

图 3-2-1　尿道手术常用手术器械

狭窄手术瘢痕切除时,也可以使用 15 号小球刀进行瘢痕的切开以及切除。切开会阴区皮肤时可以使用 10 号刀片。另一个常用的切割器械是剪刀。尿道手术较为精细,需使用精细组织剪刀,如甲状腺剪刀或者眼科剪刀,其中头部弯曲的眼科虹膜剪刀在进行深部组织剪切时使用非常方便(图 3-2-2)。

电刀可以进行皮下组织的切割及止血操作。电刀依据刀头的不同分两种型号,一种为尖刀头(A1 电刀),一种为平刀头(A5 电刀)。尖刀头切割平面更为精细(图 3-2-3)。需依据不同的组织切割要求及手术电切割的精细程度进行电刀刀头的选择。另外需注意术中切割止血电压的设置也是术中需关注的重点。

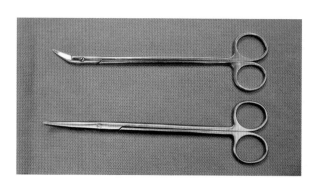

图 3-2-2 尿道成形术常用剪刀(甲状腺剪刀与虹膜剪刀)

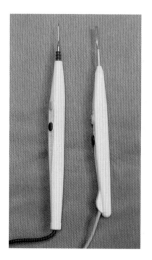

图 3-2-3 A1 与 A5 电刀

红橡胶尿管或者橡皮条,在前尿道手术中常用于牵拉尿道海绵体,以方便其进一步的分离。此外各种型号的血管钳也是术中常用的器械。值得一提的是艾丽斯钳在组织牵拉特别是后尿道瘢痕的切除中应用较多,暴露瘢痕后使用艾丽斯钳夹住后用剪刀或电刀进行组织切割是一个较为常用的动作。

二、尿道拉钩及手术视野暴露技巧

会阴区切开的手术操作因为局部空间限制,手术视野暴露较难。所以在进行深部尿道手术操作时需要助手牵开手术切口皮肤以及皮下组织以暴露深部的尿道海绵体。所以术中使用专业的会阴区深部手术拉钩不仅手术视野暴露良好,也能够提高助手在术中的舒适度(图 3-2-4)。此外,在临床实践中,一些简单的暴露手术视野的方法也非常简单实用(图 3-2-5)。如图所示,在切开会阴区皮肤以及皮下以后,使用四根 2-0 可吸收线将切口两侧皮肤及皮下组织外翻固定在下肢内侧的皮肤或者无菌巾单上,也能够达到较好的暴露手术视野的目的。虽然在术中进一步调节术野暴露欠方便,但在简单的深部尿道操作中其暴露效果是肯定的。

三、尿道探子

尿道探子,也称尿道探条,是尿道检查和手术中最常用的器械,尿道探子被广泛用于尿

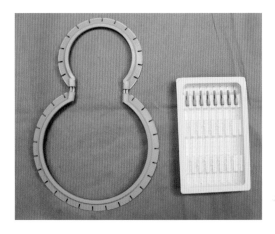

图 3-2-4　深部尿道手术拉钩

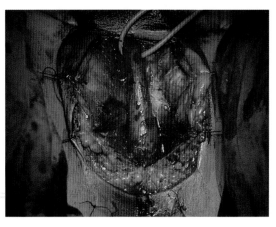

图 3-2-5　简单手术缝线牵拉暴露手术视野

道扩张,还能够探查尿道狭窄的位置,有时也辅助尿道造影检查。尿道探子有多种类型,其中目前临床中最常使用的是以 Clutton 尿道探子、Lister 尿道探子以及 Van Buren 尿道探子为代表的长且头部弯曲的尿道探子。以 Clutton 尿道探子为例,远端较尖并且逐渐增粗,在进行尿道扩张时可以达到逐步扩张撕开狭窄的效果(图 3-2-6)。

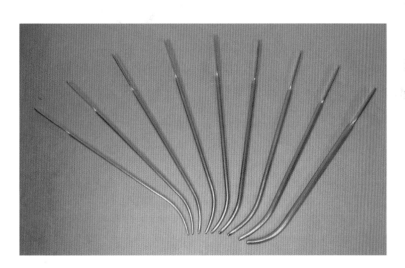

图 3-2-6　尿道探子

　　根据其最大径线的数值分为不同型号,以周径长度 F 表示。此类探子因为其远端弯曲且长度较长,可以完全通过尿道进入膀胱,所以在前后尿道手术中均可以使用。需注意的是,我们在术前或术中判断尿道狭窄或闭锁的位置时常用探子顶着病变处尿道进行触诊判断,此时选用的尿道探子末端不宜太细,如果暴力操作会导致意外损伤尿道或者形成假道。Lister 尿道探子末端稍钝呈橄榄样,在进行此类操作时安全性加大些。其他的尿道探子还有 Pratt 尿道探子、Henk 尿道探子、Hegar 尿道探子以及 Dittel 尿道探子。Pratt 尿道探子大约 0.30 米长,两头稍弯曲均可使用。目前在国内应用较少。Hegar 尿道探子长度较短,主要用于女性尿道扩张。类似女性宫颈扩张器,其探子中间稍弯曲两头均可使用。我们在临床中经常使用女性宫颈扩张器进行女性尿道的扩张。Dittel 尿道探子与众不同的地方在于其末端为球状,类似肛肠科使用的探条。不像 Clutton 尿道探子前段稍尖,在临床中应用较少。

四、获取口腔黏膜相关手术器械

在获取口腔黏膜时,为最大限度暴露口腔颊黏膜或舌黏膜,除建议麻醉使用全身麻醉(全麻)经鼻腔插管以外,还需要使用口腔牵开器等器械辅助。下列图中展示了一些常用的口腔牵开器(图 3-2-7)。

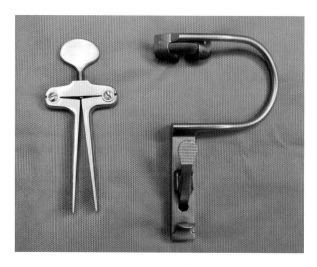

图 3-2-7 口腔牵开器

第三节 尿道狭窄手术区域术前准备及术中体位

一、皮肤术前准备

尿道成形手术对无菌要求非常高,因为手术区域的感染是导致术后尿道狭窄复发的重要危险因素之一。尿道狭窄患者由于局部排尿困难,膀胱内残余尿会逐渐增多,甚至发生尿潴留。此外局部排尿时正常尿流动力学的改变导致尿线异常,如变细,呈喷洒状,使得尿道口周围经常处于潮湿状态。如此状况则容易导致局部或下尿路感染的机会增多。此外会阴区切口靠近肛门,各种肠道细菌感染机会也增大。根据我们的经验术前 3 天淋浴并采用碘伏棉球进行手术区域的消毒及擦拭,可以有效减低术后感染。此外,尿道狭窄患者术前需常规进行尿液培养以及药敏实验,并酌情使用抗生素。

二、口腔黏膜术前准备

需获取口腔黏膜的患者,术前需安排口腔科会诊,以明确患者口腔卫生状况、下颌关节有无异常病变等。对口腔卫生条件差的患者,建议术前洗牙并对明显的口腔卫生问题进行必要的干预。我们会建议患者术前至少一周每天使用氯己定等口腔洗液或漱口水进行漱口,以改善和维持口腔的卫生条件。患者的漱口行为将会一直保持至术后口腔黏膜完全愈合。

三、尿道狭窄手术体位

尿道手术的体位是根据患者的尿道狭窄的位置以及复杂程度来决定的。一般来讲,单纯位于阴茎阴囊结合部以远的尿道狭窄,如 LS 导致的尿道外口狭窄、舟状窝狭窄甚至延伸到阴茎部尿道而未到达球部尿道时,行尿道成形手术时患者可以采取平卧位或者截石位。截石位的优点在于术者可以正对狭窄的尿道,尿道海绵体纵行于视野前方,在进行纵行劈开尿道等手术操作时动作感觉顺畅。缺点在于截石位手术操作助手的手术站位配合较平卧位舒适感差。平卧位时助手可以站在主刀的对侧以及旁侧。所以手术切口在阴茎阴囊结合部以前的单纯尿道狭窄完全可以通过平卧体位来完成。尿道球部以及后尿道等深部尿道手术一般采用膀胱截石位。采用 Allen 腿架或者普通腿架均可,但是 Allen 腿架的优点是非常明显的。它可以在患者固定良好后进行方向及体位的微调,较普通腿架灵活方便。此外 Allen 腿架对患者的下肢进行包裹固定后使其悬空状态,能够降低患者在使用普通腿架时因时间过长或局部压迫造成的各种不适感以及一些术后并发症的发生。也有学者主张深部尿道狭窄手术患者手术时采用过度截石位,即髋关节屈曲的角度大于90°。如此则可以更加充分暴露会阴区域,术者在操作时更容易接近手术野,会感觉更加舒适及顺手。我们的经验是患者截石位摆放完成后,向下移动患者臀部,使其下缘接近或稍突出于手术床(图 3-3-1)。然后再用垫子垫高患者的臀部。如此患者的会阴区会稍微向患者头侧倾斜,手术野跟术者更近,术者操作起来会更加顺手。在截石位状态下,术者可以一个人坐在患者抬起的两腿之间进行手术操作,有两个助手分别站立在手术床两侧来辅助手术。也可以有一名助手跟术者并排坐在一起,另一名站在手术台旁侧辅助操作。需要指出的是有些患者需要同期处理前尿道狭窄和后尿道狭窄,此时通过截石位是完全可以满足手术要求的。

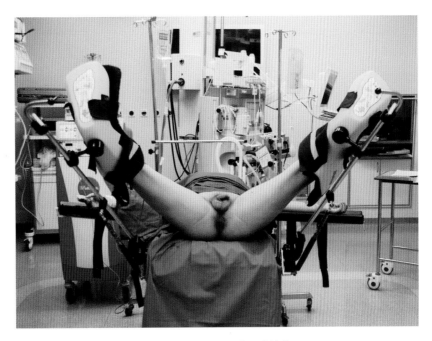

图 3-3-1　深部尿道手术体位

（王建伟）

参 考 文 献

1. Angermeier KW, Rourke KF, Dubey D, et al. SIU/ICUD consultation on urethral stricture: evaluation and follow-up. Urology, 2014, 83: S8-S17.

2. Bach P and Rourke K. Independently interpreted retrograde urethrography does Not accurately diagnose and stage anterior urethral stricture: the importance of urologist-performed urethrography. Urology, 2014, 83: 1190-1194.

3. Berná-Mestre D, Berná-Serna JD, Aparicio-Meson M, et al. Urethrography in men: conventional techniques versus clamp method. Radiology, 2009, 252: 240-246.

4. Maciejewski C, Rourke K. Imaging of urethral stricture disease. Transl Androl Urol, 2015, 4 (1): 2-9

5. Chapple C, Andrich D, Atala A, et al. SIU/ICUD consultation on urethral strictures: The management of anterior urethral stricture disease using substitution urethrpplasty. Urology, 2014, 83: S31-S47.

6. Dugi Ⅲ DD, Simhan J and Morey AF. Urethroplasty for stricture disease: contemporary techniques and outcomes. Urology, 2016, 89: 12-18.

7. Smith TG. Current management of urethral stricture disease. Indian J Urol, 2016, 32: 27-33.

8. Barbagli G, Sansalone S and Lazzeri M. Oral mucosa and urethroplasty: It's time to change. Eur Urol, 2012, 62: 1071-1075.

9. Buckley JC, Wu AK, McAninch JW. Impact of urethral ultrasonography on decision-making in anterior urethroplasty. BJU Int, 2012, 109: 438-442.

10. McAninch JW, Laing FC, Jeffrey RB. Sonourethrography in the evaluation of urethral strictures: a preliminary report. J Urol, 1988, 139: 294-297.

11. Hampson LA, McAninch JW, Breyer BN. Male urethral strictures and their management. Nat Rev Urol 2014, 11: 43-50.

第四章

前尿道成形术图解

男性前尿道又称海绵体部尿道,根据尿道解剖,将前尿道分为舟状窝段尿道、阴茎段尿道、球部尿道三部分。由于炎症、损伤、先天性病变等原因,前尿道可有不同程度、不同范围的狭窄。对于前尿道狭窄的治疗,以往多采用尿道扩张和尿道内切开治疗,但这两种方法不能去除尿道瘢痕,尿道狭窄极容易复发,长期效果并不理想。随着对尿道解剖的日益了解,尿道狭窄的诊疗技术也不断完善,多种前尿道成形术式的出现,有效地提高了尿道狭窄的治愈率,改善了患者的生活质量。

第一节　阴茎皮瓣尿道成形术

阴茎皮肤薄而活动,疏松的浅筋膜允许阴茎皮瓣转移到阴茎段尿道的任何部位,而且其皮肤无毛发生长、抗尿液刺激、血运丰富、操作简单,是阴茎段尿道狭窄较理想的重建材料。1968年,Orandi描述了阴茎纵行带蒂皮瓣尿道成形术;1980年,Duckett提出了背侧包皮皮瓣转移治疗尿道下裂的方法;1983年,Duckett报道了用包皮或阴茎皮瓣转移治疗尿道狭窄的方法。此后,此种术式被广泛地用于修复阴茎段尿道狭窄或尿道下裂。阴茎带蒂皮瓣治疗尿道狭窄手术成功的关键是将供应阴茎包皮皮肤的两层血管分离,要既能保证包皮内板的血运,又可避免阴茎皮肤、包皮内板的坏死。

一、带蒂横行岛状尿道成形术

1. 手术适应证　阴茎段尿道狭窄或尿道下裂者,阴茎皮肤充裕。

2. 麻醉与体位　成人采用椎管内麻醉或硬脊膜外腔阻滞麻醉,儿童宜用全身麻醉。平卧位或截石位。

3. 手术步骤

(1)用4号丝线贯穿龟头做牵引。

(2)分离狭窄段尿道:尿道外口插入尿道探子,初步判断狭窄位置。行阴茎冠状沟处环形切口或腹侧直切口,将狭窄段尿道与阴茎海绵体分离开,再将狭窄段尿道作背侧剖开至正常尿道0.5~1cm处,或切除闭塞的狭窄段尿道。对于阴茎弯曲者,可通过人工勃起试验判断阴茎是否伸直。

（3）切取横行阴茎皮瓣：测量尿道缺损的长短，根据缺损长度，在阴茎皮肤靠近冠状沟处标记需转移皮瓣的大小。切开阴茎皮肤，在靠近冠状沟一侧沿着阴茎白膜向下分离，另一侧沿皮下组织向下分离，两层间含有丰富的微血管，注意勿损伤（图 4-1-1）。

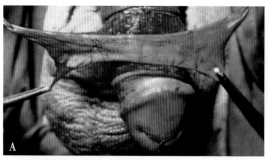
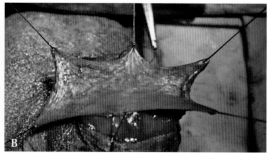
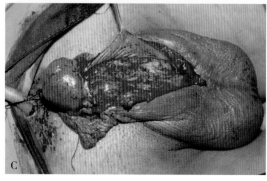

图 4-1-1　带蒂横行岛状尿道成形术
A. 带蒂包皮内板；B. 横形带蒂岛状皮瓣；C. 阴茎中隔皮瓣

（4）制作新尿道：将带蒂的岛状皮瓣转移至阴茎腹侧，同时需注意勿扭曲血管蒂。根据阴茎皮肤是否充裕，选择合适口径的多孔或带有侧凹槽的硅胶导尿管，用 5-0 可吸收线将皮瓣与剖开的狭窄段尿道作侧侧缝合，两端与正常尿道吻合；或将皮瓣包绕导尿管缝合成管状，并将皮瓣缝合固定于海绵体上，将成管后的皮瓣两端修剪成斜面，于远近两端尿道进行无张力吻合（图 4-1-2）。

（5）关闭阴茎切口：用 4-0 可吸收线将阴茎浅筋膜层分两层进行连续缝合，阴茎皮肤同样用 4-0 可吸收线间断缝合。如缝合后阴茎皮肤有张力，可在阴茎背侧皮肤作减张纵行切开（图 4-1-3）。

（参考视频一）

二、带蒂纵行岛状皮瓣尿道成形术

1. 手术适应证　阴茎段尿道狭窄或尿道下裂者，阴茎皮肤充裕。

2. 麻醉与体位　成人采用椎管内麻醉或硬脊膜外腔阻滞麻醉，儿童宜用全身麻醉。平卧位或截石位。

3. 手术步骤

（1）用 4 号丝线贯穿龟头做牵引。

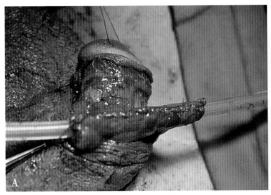

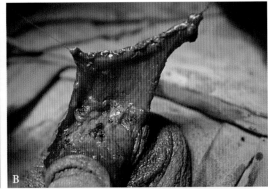

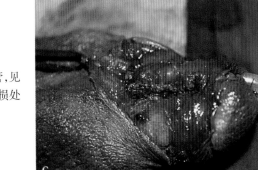

图 4-1-2 制作新尿道

A.带蒂皮瓣卷管成形,内放支架;B.拔除支架管,见一成形的带蒂皮瓣;C.将带蒂皮管置于尿道缺损处予以缝合

（2）分离狭窄段尿道:尿道外口插入尿道探子,初步判断狭窄位置。取阴茎腹侧纵行切口,将狭窄段尿道与阴茎海绵体分离开,再将狭窄段尿道作背侧剖开至正常尿道 0.5~1cm 处,或切除闭塞的狭窄段尿道。对同时伴有阴茎头尿道狭窄者,翼状解剖阴茎头,以便将成形尿道远端开口于阴茎头正位。

（3）切取纵行阴茎皮瓣:测量尿道缺损的长短,标记需转移的皮瓣大小,皮瓣长度应超过尿道缺损 0.5~1cm。切开阴茎皮肤,在皮肤深面的浅筋膜、深筋膜层之间作分离,游离蒂的长度以能将皮瓣转至狭窄段尿道处而不至于游离蒂的张力过大为宜。

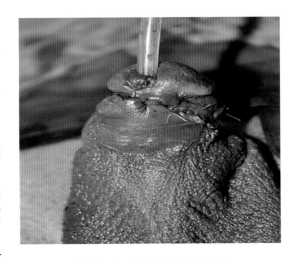

图 4-1-3 关闭皮肤见尿道成形

（4）制作新尿道:在无张力条件下,用 5-0 可吸收线,将切取的阴茎皮瓣与剖开的狭窄段尿道作侧侧缝合,两端分别于正常尿道黏膜吻合;也可将皮瓣连续缝合成管状,替代闭锁的尿道,并将其固定于海绵体上,两端修剪成斜面,分别于正常尿道作端端吻合,或远端直接开口于龟头。

（5）关闭阴茎切口:4-0 可吸收线缝合阴茎皮下浅筋膜层覆盖新尿道,关闭腹侧皮肤切口（图 4-1-4）。

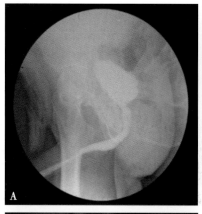

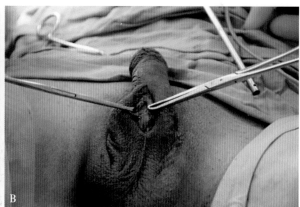

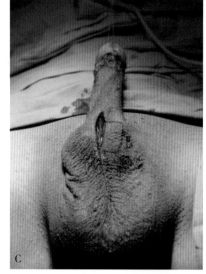

图 4-1-4　带蒂纵行岛状皮瓣尿道成形术

A. 尿道造影示前尿道狭窄；B. 切开狭窄段尿道；C. 取阴茎皮肤做带蒂皮瓣（蓝色标记）

（参考视频二）

第二节　口腔黏膜尿道成形术

　　口腔黏膜作为尿道替代物,最早由 Humby 在 1941 年应用于尿道下裂,近 10 年来此种术式被广泛应用于尿道疾病。临床上使用的口腔黏膜主要有舌黏膜、颊黏膜、唇黏膜。口腔黏膜用于重建尿道,主要因为口腔黏膜上皮层较其他组织厚、组织致密,使其重建尿道后抗感染和抗创伤能力较其他移植物强。另外,它还具有取材方便、操作简单、黏膜剥离容易、富有弹性、轻度皱缩、抗感染能力强等特点。随访发现,口腔黏膜重建尿道的远期效果明显由于其他替代移植物,因此其作为重建尿道的替代物已被广大泌尿外科学者所接受。但由于口腔黏膜材源有限,很难用于修复复杂性超长段尿道狭窄。

　　游离口腔黏膜尿道成形是治疗前尿道狭窄或闭锁较为常用的术式,手术成功的关键是游离黏膜必须成活,因此移植物能尽快建立新的血液循环和伤口有无感染至关重要。Baskin 等认为移植物重建血液循环的过程可分为 3 期:第 1 期,移植物与接受床的黏合期,至少有

48 小时;第 2 期,是移植物与接受床的血供重建期,一般在移植后的第 3~4 天;第 3 期,移植物的淋巴回流开始恢复,一般在移植后第 4~5 天。因此,在修复尿道时应注意:①术中尽可能做到切除所有尿道床的瘢痕组织,建立一个能够提供良好血供的接受床;②尽量缩短移植物的缺血时间;③局部无感染;④将黏膜条间断固定在阴茎海绵体上消除死腔。

一、口腔黏膜取材方法

1. 舌黏膜取材　使用口腔撑开器牵开口腔,用碘伏作口腔内消毒。用 4 号丝线在舌前贯穿缝合一针作牵引,根据尿道缺损所需的长度和宽度,用记号笔在舌侧下方做标记(如需修复长段尿道狭窄,可越过舌尖,连续切取两侧舌黏膜),在 20ml 利多卡因中加入 2 滴肾上腺素,将此混合液注入需切取的黏膜下与舌肌之间,可减少取材部位出血,降低取材难度。用尖头刀片沿着标记线切取黏膜,0 号丝线在切开的黏膜边缘逐步缝合数针作牵引,逐步取下黏膜条,一般取材宽度为 1.5~2cm,同时缝合创面(图 4-2-1)。离体的黏膜条用生理盐水湿润并修剪黏膜附带的脂肪和纤维组织。

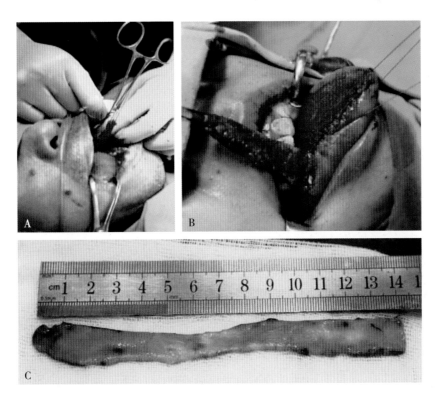

图 4-2-1　舌黏膜取材
A. 取颊黏膜;B. 取舌黏膜;C. 切取的舌黏膜长度 14cm

2. 颊 / 唇黏膜取材　使用口腔撑开器牵开口腔,用碘伏作口腔内消毒。根据缺损尿道所需的长度和宽度,用记号笔在颊黏膜上做好标记。在 20ml 利多卡因中加入 2 滴肾上腺素,将此混合液注入需取材部位的黏膜下,避开腮腺导管开口。用尖刀片沿着标记线切开黏膜,0 号丝线在切开的黏膜边缘逐步缝合数针作牵引。逐步取下黏膜条,一般取材宽度为 1.5~2cm。创面用凡士林纱布打包缝合止血(图 4-2-2)。对狭窄不严重且口腔下唇条件较好

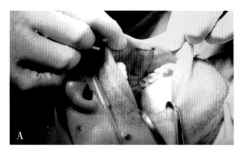
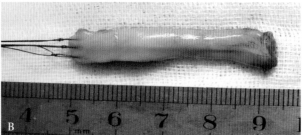

图 4-2-2　颊/唇黏膜取材

A. 在口腔内作标记；B. 切取的颊黏膜长 4cm

者,也可取下唇的口腔黏膜作为尿道替代物。离体的黏膜条用生理盐水湿润并修剪黏膜下附带的脂肪和纤维组织。

二、口腔黏膜重建尿道

1. 手术适应证　多用于修复狭窄段 10cm 以内的前尿道狭窄(也有少数 10cm 以上的尿道狭窄成功应用口腔黏膜进行修复,但总体效果不佳)。

2. 麻醉与体位　鼻插管全身麻醉。平卧位或截石位。

3. 手术步骤

(1) 切口选择:尿道外口插入尿道探子,初步判断狭窄位置。根据尿道狭窄部位,作阴茎冠状沟环形切口,阴茎腹侧、阴囊、会阴部直切口,或会阴部倒 Y 形切口。探查并游离狭窄段尿道,在狭窄段尿道作背侧剖开至正常尿道 0.5cm 处。对尿道狭窄瘢痕化严重或闭锁者,可切除狭窄段尿道(图 4-2-3)。

(2) 切取口腔黏膜(方法如上所述)。

(3) 制作新尿道:在无张力条件下,用 5-0 可吸收线将口腔黏膜条与已分离、修剪好的尿道作侧侧缝合,缝合成管状;或将尿道背侧阴茎海绵体剖开,口腔黏膜条间断固定在阴茎海绵体白膜上,补片式替代尿道,扩大管腔,再将已剖开、修整好的尿道作侧侧间断吻合。

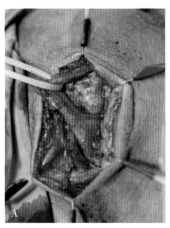
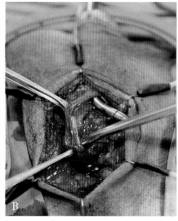
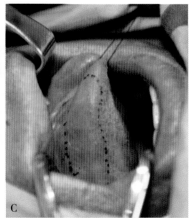

图 4-2-3　口腔黏膜重建尿道

A. 将前尿道从背侧分离；B. 从尿道背侧切开狭窄段；C. 在舌腹侧作标记

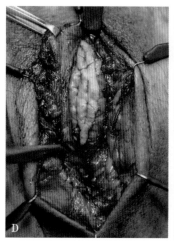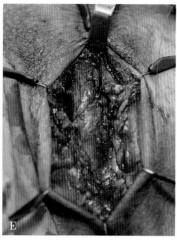

图 4-2-3(续)

D. 将切取的舌黏膜缝合在狭窄段处;E. 关闭缝合尿道

第三节　阴茎皮瓣联合口腔黏膜尿道成形术

1. 手术适应证　阴茎段尿道重度狭窄。

2. 麻醉与体位　成人采用椎管内麻醉或硬脊膜外腔阻滞麻醉,儿童宜用全身麻醉。平卧位或截石位。

3. 手术步骤

(1)尿道外口插入尿道探子,初步判断狭窄位置。取阴茎腹侧纵行切口,将狭窄段尿道与阴茎海绵体分离开,切除狭窄严重或闭塞的狭窄段尿道,并去除周围的瘢痕组织(图 4-3-1A)。对同时伴有阴茎头尿道狭窄者,翼状解剖阴茎头,以便将成形尿道远端开口于阴茎头正位。

(2)切取口腔黏膜(方法如第二节所述)。

(3)重建尿道床:将缺损尿道的背侧尿道床剖开,取下的口腔黏膜条覆盖在缺损尿道的背侧,用 5-0 可吸收线间断缝合固定,重建尿道床(图 4-3-1B)。

(4)切取阴茎皮瓣:测量尿道缺损的长宽,标记需转移的皮瓣大小,皮瓣长度应超过尿道缺损 0.5~1cm,宽度一般取 1~1.5cm(图 4-3-1C)。切开阴茎皮肤,在皮肤深面的浅筋膜、深筋膜层之间作分离,游离蒂的长度以能将皮瓣转至狭窄段尿道处而不至于游离蒂的张力过大为宜(图 4-3-1D)。

(5)制作新尿道:在无张力条件下,用 5-0 可吸收线,将切取的阴茎皮瓣与重建的尿道床作侧侧缝合,远近两端分别于正常尿道黏膜吻合(图 4-3-1E~G)。

(6)关闭阴茎切口:4-0 可吸收线缝合阴茎皮下浅筋膜层覆盖新尿道(图 4-3-1H),关闭腹侧皮肤切口(图 4-3-1I)。

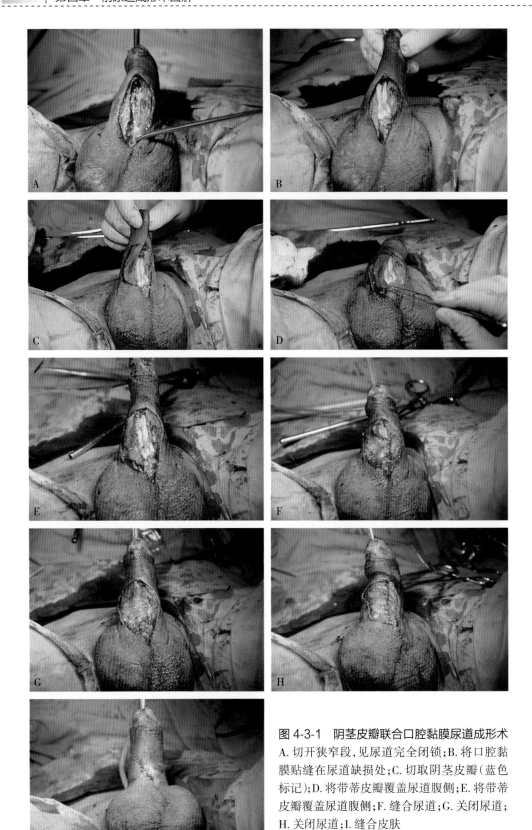

图 4-3-1 阴茎皮瓣联合口腔黏膜尿道成形术

A. 切开狭窄段,见尿道完全闭锁;B. 将口腔黏膜贴缝在尿道缺损处;C. 切取阴茎皮瓣(蓝色标记);D. 将带蒂皮瓣覆盖尿道腹侧;E. 将带蒂皮瓣覆盖尿道腹侧;F. 缝合尿道;G. 关闭尿道;H. 关闭尿道;I. 缝合皮肤

第四节　阴囊中隔皮瓣尿道成形术

阴囊皮肤邻近尿道,阴囊中隔带蒂皮瓣具有取材方便、操作简单、皮源充足、皮肤薄而软、缺乏皮下脂肪等特点;但由于阴囊皮肤的伸缩性大、有毛囊等特点,使其尿道成形后易出现毛发生长、形成尿道憩室和结石引起感染,因此较为少用,仅其他代替物缺乏的情况下考虑使用。

1. 手术适应证　阴囊段或球部尿道狭窄。

2. 麻醉与体位　成人采用椎管内麻醉或硬脊膜外腔阻滞麻醉,儿童宜用全身麻醉。截石位。

3. 手术步骤

(1)用 4 号丝线贯穿龟头做牵引。

(2)分离狭窄段尿道:取会阴部倒 Y 形切口,探查尿道,剖开狭窄段尿道或切除闭锁的尿道及周围瘢痕组织。

(3)切取阴囊纵行皮瓣:通过测量缺损的尿道长度,标记出需截取的阴囊皮瓣的长度,宽度一般取 2cm。切开阴囊皮肤,向皮下分离,注意保护肉膜蒂血供,分离至能将皮瓣无张力翻转于缺损段尿道处为宜(图 4-4-1A)。

(4)制作新尿道:将带蒂纵行阴囊皮瓣转移到狭窄段尿道处,注意勿扭曲血管蒂。选用大口径(18F~22F)硅胶导尿管作为支架,将皮瓣于纵行剖开的尿道作侧侧缝合,或将皮瓣卷管替代闭锁的尿道(图 4-4-1B),远近两端于正常尿道作端端吻合(图 4-4-1C)。

(5)缝合创面:用 4-0 可吸收线将阴囊浅筋膜分两层进行连续缝合,间断缝合皮肤切口。

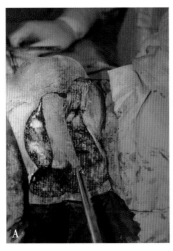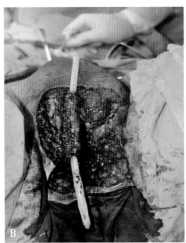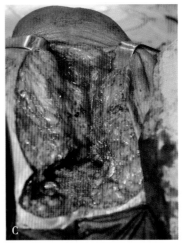

图 4-4-1　阴囊中隔皮瓣尿道成形术

A. 切取阴囊带蒂皮瓣;B. 置入支架管将皮瓣缝合成管状;C. 将带蒂皮管与两断端尿道吻合

(参考视频三)

第五节　球部尿道成形术

球部尿道狭窄的手术方式有多种。手术方式的选择,主要依据狭窄段的长度。一般认为 3cm 以内的球部尿道狭窄,可通过狭窄段切除端端吻合来治疗。而对于 3cm 以上的球部尿道狭窄,在狭窄切除后进行无张力端端吻合较为困难,存在导致阴茎缩短和痛性勃起的可能。而尿道扩大吻合术(augmented anastomotic urethroplasty)则是解决这一问题的有效手段,该术式首先由英国学者 Turner-Warwick 命名,是介于尿道端端吻合和尿道替代成形之间的一种术式。与标准的尿道端端吻合相比,可减少 1cm 左右的尿道缩短,因此较适于较长段的球部尿道狭窄的治疗。

一、球部尿道端端吻合术

1. 手术适应证　球部尿道狭窄,狭窄段在 3cm 以内,尿道内切开失败或不宜行尿道内切开治疗者。

2. 麻醉与体位　成人采用椎管内麻醉或硬脊膜外腔阻滞麻醉,儿童宜用全身麻醉。截石位。

3. 手术步骤

(1)切口:从尿道外口和(或)膀胱造瘘口插入尿道探子,初步判断狭窄位置和长度。取会阴部倒 Y 形切口或会阴正中直切口,根据狭窄位置取合适大小的切口,分层逐步切开皮肤、皮下组织,暴露球海绵体肌,沿着尿道海绵体表面钝性分离并纵行切开球海绵体肌,显露其包绕的球部尿道。

(2)分离狭窄段尿道:用无齿镊或纱布包绕提起球部尿道,在尿道海绵体与阴茎海绵体之间,用剪刀做锐性分离,局部尿道海绵体与阴茎海绵体分离后,穿入尿道牵引带,进一步分离狭窄段远近段尿道。

(3)离断、修剪狭窄段尿道:从尿道外口插入尿道探子,进一步确认尿道远端的狭窄位置,再从膀胱造瘘口插入尿道探子,经膀胱颈口进入,尖端受阻部位即为尿道狭窄的近端。于狭窄远端横断尿道,远端尿道修剪成斜面,然后用组织钳全层夹住以暂时止血;切除并修剪近端尿道的瘢痕,显露正常的近端尿道,并使尿道黏膜能够外翻。切除近端尿道瘢痕过程中,注意勿损伤直肠前壁。

(4)尿道吻合:用 4-0 可吸收线,分别依次在远近端尿道的 1、2、4、5、7、8、10、11 点钟位置缝合 8 针(外进外出),依次打结。

(5)关闭切口:将远端尿道两侧分别缝合固定于阴茎海绵体上,尿道周围放置橡胶引流条,用 4-0 可吸收线依次关闭球海绵体肌、深筋膜、皮下组织及皮肤,皮片末端留置于切口外,并用缝线固定,会阴部加压包扎 24 小时(图 4-5-1)

二、球部尿道扩大吻合术

1. 手术适应证　在临床上很难确定适合行扩大吻合术的尿道狭窄长度的确切数值。对于球部尿道狭窄长度在 1~2cm,可采用单纯性尿道扩大吻合术,将狭窄段尿道完全切除后,将尿道背侧远近端各切除 1cm,腹侧尿道直接吻合,背侧行补片替代尿道成形术。复杂性尿道扩大吻合术可用于尿道重度狭窄合并邻近尿道节段轻度狭窄的修复,如一处尿道重

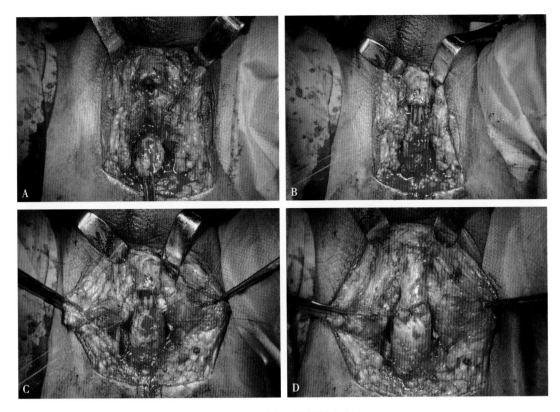

图 4-5-1　球部尿道端端吻合术

A. 分离出尿道近端和远端；B. 用 4-0 可吸收线缝合 8 针；C. 用 4-0 可吸收线缝合 8 针；D. 缝合完毕后打结

度狭窄长度为 2cm，与其邻近尿道轻度狭窄长度为 3cm，此时将 2cm 重度狭窄段尿道切除，进行腹侧尿道的端端吻合，然后对 3cm 轻度狭窄尿道作背侧切开后进行移植物扩建。这样不仅减少了所需移植物的长度，而且不致引起重建后长段尿道缩短。

2. 麻醉与体位　鼻插管全身麻醉。截石位。

3. 手术步骤

（1）切口：从尿道外口和（或）膀胱造瘘口插入尿道探子，初步判断狭窄位置和长度。取会阴部倒 Y 形切口或会阴正中直切口，根据狭窄位置取合适大小的切口，分层逐步切开皮肤、皮下组织，暴露球海绵体肌，沿着尿道海绵体表面钝性分离并纵行切开球海绵体肌，显露其包绕的球部尿道。

（2）分离狭窄段尿道：用无齿镊或纱布包绕提起球部尿道，在尿道海绵体与阴茎海绵体之间，用剪刀作锐性分离，局部尿道海绵体与阴茎海绵体分离后，穿入尿道牵引带，进一步分离狭窄段远近段尿道。

（3）离断、修剪狭窄段尿道：从尿道外口插入尿道探子，进一步确认尿道远端的狭窄位置，再从膀胱造瘘口插入尿道探子，经膀胱颈口进入，尖端受阻部位即为尿道狭窄的近端。于狭窄远端横断尿道，切除狭窄严重的尿道瘢痕。尿道远近的断端以 4-0 可吸收线牵引，尿道狭窄段自背侧（12 点钟位置）垂直剖开至健康的尿道组织。

（4）切取口腔黏膜：前开口腔，用碘伏作口腔消毒。根据缺损尿道所需的长度和宽度，用记号笔在颊黏膜上做好标记。在 20ml 利多卡因中加入 2 滴肾上腺素，将此混合液注入需取材部位的黏膜下,避开腮腺导管开口。用尖刀片沿着标记线切开黏膜,0 号丝线在切开的黏膜边缘逐步缝合数针作牵引。逐步取下黏膜条,一般取材宽度为 1.5~2cm。创面用凡士林纱布打包缝合止血。对狭窄不严重且口腔下唇条件较好者,也可取下唇的口腔黏膜作为尿道替代物。离体的黏膜条用生理盐水湿润并修剪黏膜下附带的脂肪和纤维组织。

(5)重建尿道:将修剪好的黏膜条按照 Barbagli 的方法固定于阴茎海绵体上,然后将颊黏膜的边缘分别于尿道断端的远近段的背侧分别做尖端吻合,置入 F18 硅胶导尿管,再将尿道断端的腹侧间断吻合。

(6)关闭切口:尿道周围留置引流条,用 4-0 可吸收线依次关闭球海绵体肌、深筋膜、皮下组织及皮肤,皮片末端留置于切口外,并用缝线固定,会阴部加压包扎 24 小时。

三、球部尿道非离断吻合术

经典的尿道端端吻合术,因其在手术操作过程中,需切断尿道海绵体后再进行吻合,不可避免地会损伤阴茎和尿道海绵体的血供,从而易引起术后性功能的进一步损伤。对于年轻男性,特别是育龄男性球部尿道狭窄患者,均有性生活以及生育要求,而经典的球部尿道开放手术可能对性功能造成较大影响,甚至造成患者术后性功能丧失情况。因此,寻找一种改良的手术方案,最大程度保护球部尿道狭窄患者的性功能具有重要的意义。

尿道海绵体非离断尿道吻合术最早由美国 Gerald H. Jordan 教授提出,主要应用于球部尿道狭窄的患者。该术式保护了阴茎和尿道海绵体的血供,因此,与传统的尿道端端吻合手术相比,更有利于保护尿道患者的性功能。

1. 手术适应证 球部尿道狭窄,狭窄段 <2cm。

2. 麻醉与体位 成人采用椎管内麻醉或硬脊膜外腔阻滞麻醉,儿童宜用全身麻醉。截石位。

3. 手术步骤

(1)切口:从尿道外口和(或)膀胱造瘘口插入尿道探子,初步判断狭窄位置和长度。取会阴部倒 Y 形切口或会阴正中直切口,根据狭窄位置取合适大小的切口,分层逐步切开皮肤、皮下组织,暴露球海绵体肌,沿着尿道海绵体表面钝性分离并纵行切开球海绵体肌,显露其包绕的球部尿道。

(2)分离狭窄段尿道:用无齿镊或纱布包绕提起球部尿道,在尿道海绵体与阴茎海绵体之间,用剪刀做锐性分离,局部尿道海绵体与阴茎海绵体分离后,穿入尿道牵引带,进一步分离狭窄段远近段尿道。

(3)修剪狭窄段尿道:从尿道外口插入尿道探子,进一步确认尿道远端的狭窄位置,再从膀胱造瘘口插入尿道探子,经膀胱颈口进入,尖端受阻部位即为尿道狭窄的近端。将狭窄段背侧纵行切开至远近端正常尿道黏膜,保持尿道海绵体非离断情况下,切除狭窄段瘢痕组织。

(4)尿道纵切横缝:用 4-0 可吸收线,将切开的尿道横行缝合,扩大吻合口。

(5)关闭切口:将远端尿道两侧缝合固定于阴茎海绵体上,尿道周围放置引流条,用 4-0 可吸收线依次关闭球海绵体肌、深筋膜、皮下组织及皮肤,皮片末端留置于切口外,并用缝线固定,会阴部加压包扎 24 小时(图 4-5-2)。

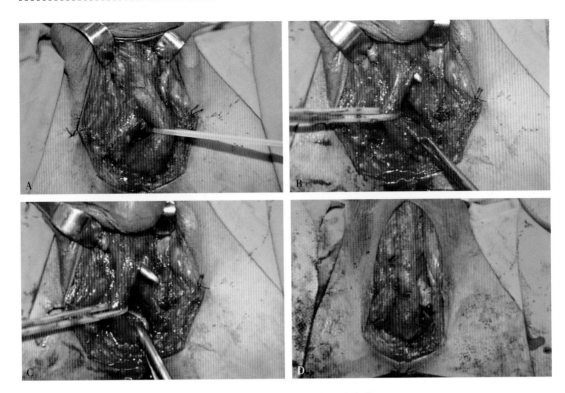

图 4-5-2　球部尿道非离断吻合术

A. 将球部尿道从阴茎体上分离；B. 在尿道探杆指引下切开狭窄段尿道，不离断尿道海绵体；C. 切除狭窄的尿道黏膜，两断端作吻合；D. 将缝合的尿道固定在阴茎海绵体上

第六节　分期尿道成形术

1. 手术适应证　前尿道长段尿道狭窄伴局部尿道床严重瘢痕化、阴茎硬化性苔藓样变、尿道下裂多次手术失败者、尿道及周围严重感染者等。

2. 麻醉与体位　成人采用椎管内麻醉或硬脊膜外腔阻滞麻醉，儿童宜用全身麻醉。取口腔黏膜者采用鼻插管全身麻醉。平卧位或截石位。

3. 手术步骤

（1）第一期：①插入尿道探子，判断狭窄位置，根据尿道狭窄的位置，作阴茎腹侧直切口，切至海绵体白膜，切除尿道瘢痕组织。继续向下切至正常尿道黏膜处，超出正常黏膜 0.5~1cm。②于海绵体白膜两侧分离皮肤及皮下组织，创建足够宽度的尿沟，大约 2cm。③尿道内置入 F16~F18 硅胶导尿管，用 5-0 可吸收线连续缝合皮下组织，最后缝合皮肤。④必要时行耻骨上膀胱穿刺造瘘（图 4-6-1）。

（2）第二期：①保持排尿通畅 6 个月后，在第

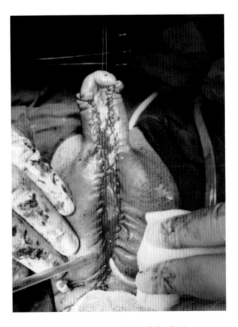

图 4-6-1　一期尿道沟成形

一期重建的尿沟两侧,用记号笔各做一标记,取宽度约 2cm,远近两端环绕尿道开口。沿着两侧标记切开皮肤、皮下组织,切口环绕远近两端尿道开口。②置入 F14 硅胶导尿管,用 5-0 可吸收线连续缝合两侧尿沟切缘,加盖一层皮下肉膜,最后缝合切口皮肤(图 4-6-2)。

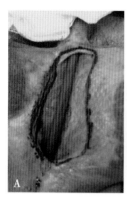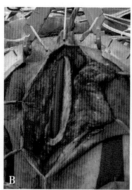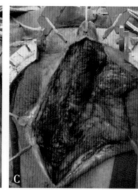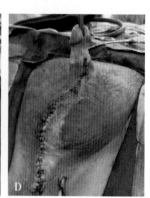

图 4-6-2 二期成型

4. 注意事项 阴茎有弯曲或瘢痕化严重,应在一期手术时予以完全切除尿道及周围瘢痕,并伸直阴茎,为二期尿道成形做好铺垫。当局部尿道成形腔道较窄或缺损时可以考虑使用口腔黏膜修补。

(参考视频四)

(撒应龙)

第五章

后尿道吻合成形术图解

后尿道损伤绝大多数由骨盆骨折引起,所受暴力较大,骨盆骨折产生的剪切暴力使后尿道发生断裂的同时,挤压暴力又使膀胱及近端尿道向头侧移位,尿道损伤程度的不同及受伤时处理方法的差异,可以导致后期尿道重建时手术难易程度差别很大。后尿道狭窄或闭锁的治疗以吻合术为主,由于后尿道断裂产生的是分离性移位,所以两断端间并不存在实际的尿道结构,仅存在致密的瘢痕组织,手术目的是要游离并找到尿道远近端的健康尿道组织,并将正常的远近端尿道吻合在一起,以重建尿道。

后尿道吻合术手术空间狭小、术野显露差、进针不易、操作不便、吻合难度大,是公认的手术难题。1915 年,Hamilton Russell 首先报道了后尿道端端吻合术,认为手术操作困难,效果不确定,只适合于少数患者。1932 年,Solovov 报道了尿道拖入术,优点是操作简单,缺点是尿道两端对位不如吻合术可靠确切。1962 年,Pierce 提出经耻骨途径后尿道吻合术,优点是显露良好,特别适合既往多次手术失败,狭窄段长的病例,缺点是创伤大,有发生耻骨骨髓炎及尿失禁的可能。1977 年,Turner-Warwick 改进了经会阴途径后尿道吻合术,可以治疗2.5cm 以内的后尿道狭窄,成为当时短段后尿道狭窄治疗的标准方法。1986 年,Webster 报道经会阴途径结合耻骨联合下缘部分切除治疗后尿道狭窄(四步法),取得满意效果,成为目前后尿道狭窄治疗的"金标准"。

施行后尿道吻合术时,需要遵循三个原则:①彻底切除尿道两断端间的瘢痕组织;②吻合口宽大;③吻合口无张力。多数后尿道狭窄患者仅存在 1~2cm 的尿道缺损,手术相对容易,通过充分游离球部尿道即可达到无张力吻合;但也有的患者尿道缺损段较长,甚至膀胱位于盆腔高位,出现"pie in the sky"征,此时尿道远近端已无法对合,需要采用一系列的手术方法和技巧来降低尿道远近端的张力,使尿道吻合能够顺利完成。

第一节 经会阴途径后尿道吻合术

1. 手术适应证 膜部或球膜部的尿道狭窄,狭窄段一般不超过3cm。随着手术技术的改良和提高,经会阴后尿道吻合术的适应证有所扩大,目前是治疗后尿道狭窄的首选手术径路,只有经会阴手术多次失败及经久不愈的瘘管才考虑经耻骨途径手术。

2. **手术禁忌证** 尿道狭窄合并急性或亚急性尿道感染者,以及伴有瘘管者,禁忌行后尿道吻合术,应先行耻骨上膀胱造瘘术引流尿液,待炎症或瘘管治愈后 3 个月以上再行后尿道吻合术。

3. **麻醉与体位** 成人采用连续硬膜外麻醉或全麻,儿童采用全麻,体位为截石位或过度截石位(图 5-1-1),臀部垫高,摆体位时应避免膝关节外侧受压引起腓总神经损伤。患者术中最好能够使用弹力袜及静脉足底泵来预防下肢静脉血栓形成。

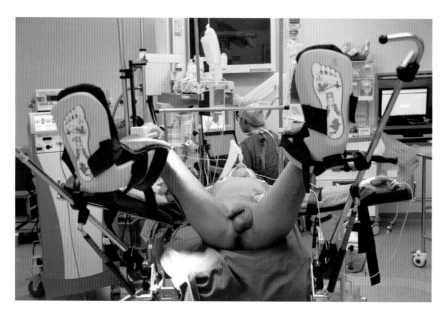

图 5-1-1 手术体位

4. **手术步骤**

(1)切口及显露球部尿道:取会阴部倒 Y 形切口(图 5-1-2),切开皮肤及皮下组织,显露球海绵体肌、会阴中心腱及会阴浅横肌,从球海绵体肌上缘开始,向下纵行剪开并向左右分开球海绵体肌,从而暴露出球部尿道(图 5-1-3)。也可取会阴部倒 U 形切口,切开皮肤皮下后,通过向下分离皮瓣显露深层组织。

(2)游离并切断远端尿道:用剪刀仔细游离球部尿道,球部尿道与背侧的阴茎海绵体之间存在解剖间隙,在此间隙内游离可以避免阴茎海绵体损伤引起出血(图 5-1-4)。将球部尿道远端游离至阴茎悬韧带水平,近端尽量向上游离,可经尿道外口插入尿道探子,探子尖端受阻处即为尿道狭窄远端,于此处横断尿道(图 5-1-5)。

(3)去除局部瘢痕显露近端尿道(图 5-1-6):通过膀胱造瘘口将尿道探子插入膀胱并进入近端尿道,将探子尖端抵住尿道狭窄近端并轻轻向会阴部顶起,此时用手指隔着瘢痕组织可以触摸到探子尖端,用小圆刀片对着探子尖端进行十字切开,然后剪去切开的瘢痕组织。不要一次切透瘢痕,可以采取逐层切开的方式逐渐去除局部瘢痕,直至尿道探子尖端自然显露,这样可以将覆盖尿道近端的瘢痕组织切除干净。修剪尿道近端,直至露出粉红色柔软健康的近端尿道黏膜组织。一般来说,需游离出 5mm 长度近端尿道以备吻合。此时还需检查近端尿道吻合口的宽度,一般至少要能轻松通过 F24 号尿道探子。

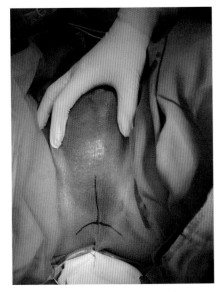

图 5-1-2　手术切口

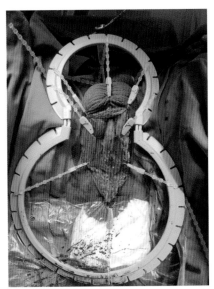

图 5-1-3　显露球部尿道

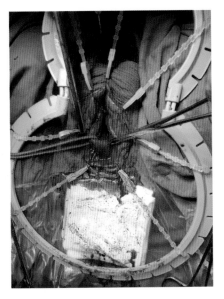

图 5-1-4　游离球部尿道

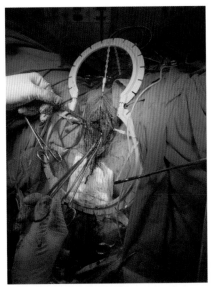

图 5-1-5　于闭锁部位横断尿道

（4）吻合尿道：如果尿道远近端相距较近，仅 1~2cm，此时通过前述的充分游离球部尿道就可以进行无张力吻合。一般用带针 4-0 可吸收线进行尿道吻合，首先在操作难度较大的近端尿道吻合口进行缝合操作，由尿道腔外向腔内进针穿透尿道壁全层，均匀缝合 6~8 针（图 5-1-7）。近端尿道吻合口缝合操作完毕，再用同一针线缝合对应点位的远端尿道吻合口（图 5-1-8），此时进针方向改为由尿道腔内向腔外进针穿透尿道壁全层，先缝合背侧（12 点钟侧）半圈的尿道壁，然后将 F16 号气囊导尿管从尿道外口插入穿过远近端尿道吻合口进入膀胱内，然后再缝合腹侧（6 点钟侧）半圈的尿道壁，如此可避免在插入导尿管时将缝线搞乱。注意将远近端尿道吻合口拉近靠拢后再进行打结操作，如此可避免打结时缝线撕脱尿道壁。

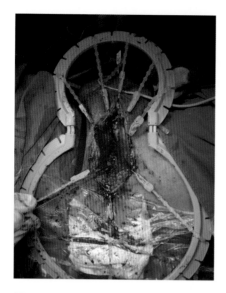

图 5-1-6　显露近端尿道,探子尖处为近端尿道吻合口

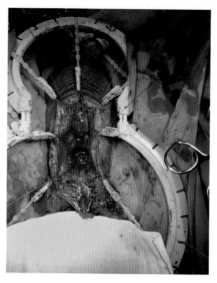

图 5-1-7　近端尿道吻合口进行缝合操作,均匀缝合 6~8 针

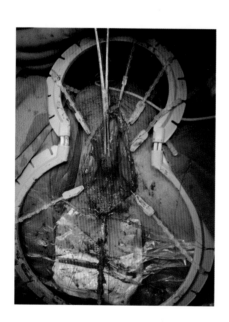

图 5-1-8　缝合对应点位的远端尿道吻合口

（5）降低吻合口张力的手术方法:如果尿道远近端相距较远,此时需要采取一系列手术技巧来缩短尿道远近端的距离以降低吻合口张力,Webster 将其总结为无张力吻合"四步法",绝大多数患者进行前两步即可满足无张力吻合的要求。第一步,即前述的充分游离球部尿道,利用尿道组织本身的弹性,可以延长尿道 2~3cm（图 5-1-4）。第二步,切开阴茎海绵体中隔,使尿道从分开的阴茎海绵体之间穿过,如此可以缩短尿道远近端距离 1~2cm（图 5-1-9）。第三步,切除耻骨联合下缘,切除部分耻骨联合下缘后,可以将尿道的耻骨下弯弧度变直,使尿道远近端之间的距离变短,取捷径进行吻合（图 5-1-10）。此步骤缩短尿道远近端的距离长短取决于去除耻骨联合下缘的多少,一般会缩短尿道远近端距离 1~2cm。第四步,

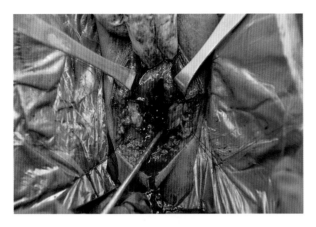
图 5-1-9　切开阴茎海绵体中隔

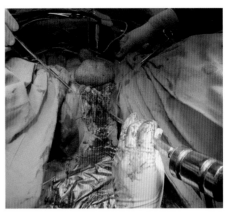
图 5-1-10　切除耻骨联合下缘

尿道绕阴茎海绵体脚,此步骤是将远端尿道从一侧阴茎海绵体脚绕过,再与近端尿道进行吻合,至少可以缩短尿道远近端距离 1cm 以上。如此,通过 Webster"四步法",可以缩短尿道远近端距离 5~8cm,基本上可以满足绝大多数的后尿道无张力吻合要求。

（6）关闭切口:尿道吻合完毕后,可将尿道海绵体间断缝于尿生殖膈上以加固吻合口。伤口放置橡皮引流条或引流管,逐层关闭会阴部切口。

5. 术中注意事项

（1）患者摆体位时应垫高臀部,必要时术中还可以调整手术床成头低足高位,均有助于显露深部手术野,利于手术操作。

（2）手术未开始前应先分别经尿道外口及膀胱造瘘口置入金属尿道探子,分别抵达尿道狭窄的远近端,术者用手在会阴部触诊两探子尖的位置,可以评估尿道狭窄的部位及长度,初步判断手术的难易程度。经膀胱造瘘口抵达尿道狭窄近端的探子尖所对应的会阴部皮肤位置可选为倒 Y 形切口中纵切口与两侧切口的交汇点,如此术中的切口下缘较接近尿道近端平面,有利于近端尿道的显露。

（3）游离切断远端尿道时应尽量靠近尿道狭窄近端,这样可以最大程度保留远端正常尿道,同时瘢痕封闭的远端尿道也会减少不必要的尿道海绵体出血,建议在吻合开始前再修剪远端尿道,去除瘢痕组织。

（4）切除瘢痕显露近端尿道是手术的难点,术中稍有不慎就会损伤下方的直肠前壁,尤其是在游离尿道近端后缘时。此时可将左手食指伸入直肠内作引导,可以清楚地扪及抵达尿道狭窄近端的探子尖、探子尖与前列腺及耻骨联合的关系、直肠前壁的厚度以及瘢痕的厚度。此时可让助手用鼠齿钳将瘢痕提起,术者用剪刀紧贴直肠前壁将瘢痕去除,一直向近端剪到组织柔软处再横断,此时往往已经暴露出正常柔软的近端尿道下缘黏膜。

（5）尿道吻合术有三个原则:瘢痕切除彻底、吻合口宽大、吻合口无张力。瘢痕切除彻底不是指要将局部的瘢痕全部去除,这样不仅没有必要,而且会延长手术时间、加重损伤及并发症的发生率。瘢痕切除彻底是指要将待吻合的尿道远近端的瘢痕组织全部去除,即尿道的远近端通过修剪后均显露出正常的黏膜结构。近端尿道吻合口修剪完成后一定要能轻松通过至少 F24 号尿道探子,远近端尿道吻合口均可剪成"匙状"以扩大吻合口（图 5-1-11）,避免术后尿道狭窄。吻合口张力大时不能强行吻合,应采取 Webster 无张力吻合"四步法"

降低张力后再进行吻合。

（6）后尿道吻合术时近端尿道的缝合操作是吻合术的难点。由于后尿道手术空间狭小、手术野显露不佳，进出针不易、操作不便、吻合难度大，是公认的手术难题。对于大多数病例，经会阴切口用小圆针操作可以完成后尿道吻合，但对于高位的近端尿道，后尿道吻合的操作极其困难。操作时需使用特制的长喙开鼻器将近端尿道腔打开，然后将带针4-0可吸收线的弯针调直，使直针穿过近端尿道口边缘进入尿道腔内，再经近端尿道口置入持针器夹住针尖向膀胱颈方向移动，直至针尾进入尿道腔内后将持针器反向移动，从而将针线带出尿道腔外，如此便完成一次近端尿道的缝合（图5-1-12~5-1-17）。

（7）尿道吻合时必须确保近端尿道是真道，为避免与假道吻合，术中可以使用膀胱镜检查，如看到近

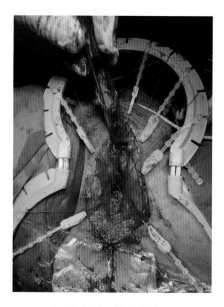

图 5-1-11　匙状吻合口

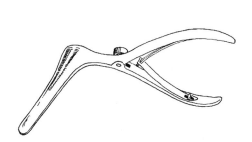

图 5-1-12　特制的长喙开鼻器

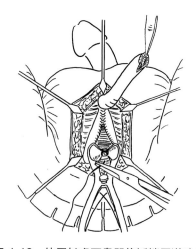

图 5-1-13　使用长喙开鼻器将近端尿道腔打开

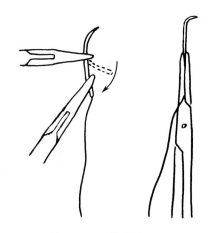

图 5-1-14　将弯针调直

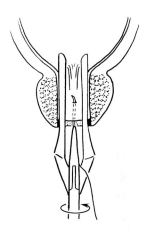

图 5-1-15　直针穿过近端尿道口边缘进入尿道腔内

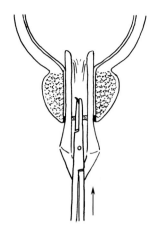

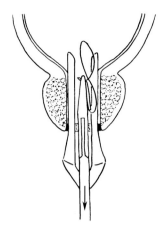

图 5-1-16　经近端尿道口置入持针器夹住针尖向膀胱颈方向移动

图 5-1-17　针尾进入尿道腔内后将持针器反向移动,从而将针线带出尿道腔外

端尿道腔内有精阜结构,则可以明确为真道。

6. 术后处理　会阴部伤口加压包扎,抗感染治疗,伤口橡皮引流条或引流管一般于术后 48 小时拔除,导尿管留置 3~4 周,拔除导尿管前最好行尿道造影检查,如无尿外渗时可以拔除。夹闭膀胱造瘘管嘱患者排尿,待排尿通畅 1~2 周后,可以拔除耻骨上膀胱造瘘管。

（参考视频五）

第二节　经耻骨联合途径后尿道吻合术

1. 手术适应证　既往多次手术失败、高位及长段后尿道缺损以及合并高位尿道直肠瘘的患者。由于后尿道正位于耻骨联合后方,去除耻骨联合后可以提供满意的手术野,在直视下进行方便的吻合。

2. 手术禁忌证　同经会阴途径后尿道吻合术。

3. 麻醉与体位　同经会阴途径后尿道吻合术。

4. 手术步骤

（1）切口:下腹正中切口,抵阴茎根部后向两侧延伸呈"人"字形,会阴部倒 Y 形切口同经会阴后尿道吻合术(图 5-2-1)。

（2）经会阴切口游离并切断远端尿道:同经会阴途径后尿道吻合术。

（3）暴露耻骨联合并切除部分耻骨:沿下腹部"人"字形切口切开,切口上部切开腹壁各层暴露膀胱前间隙,切口下部向阴茎根部两侧延伸,深度达耻骨联合骨膜表面,沿骨膜表面向下分离,于

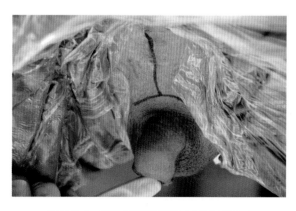

图 5-2-1　下腹及阴茎根部"人"字形切口

耻骨联合下缘切断阴茎悬韧带,必要时结扎切断阴茎背静脉,使阴茎根部与耻骨联合下缘分开成一间隙,如此可显露整个耻骨联合前表面,此时腹部切口与会阴部切口经耻骨联合前表面已完全贯通(图5-2-2)。继续于膀胱前间隙向耻骨联合后面进行分离,紧贴耻骨联合后面骨膜表面向下分离膀胱及前列腺,一直游离至前列腺尖部水平,将大号止血钳经会阴部切口紧贴耻骨联合下缘穿过尿生殖膈,使钳尖伸入耻骨后与手指会合,剪开尿生殖膈,充分游离出耻骨后表面,使耻骨联合游离出4cm宽度。引入线锯,分别将耻骨距中线2cm处切断,移除耻骨,断端用骨蜡封闭止血(图5-2-3)。

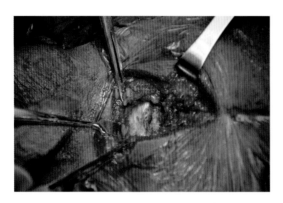

图5-2-2　显露整个耻骨联合前表面

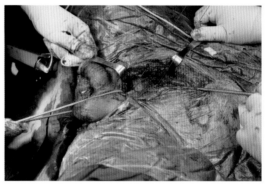

图5-2-3　引入线锯,分别将耻骨距中线2cm处切断

（4）切除尿道狭窄段吻合尿道:移除耻骨联合后,下面就是尿道瘢痕狭窄段,经膀胱造瘘口置入尿道探子,抵达尿道狭窄段近端,完全直视下切除尿道狭窄段,显露正常的近端尿道(图5-2-4)。将已游离好的远端尿道引入耻骨联合切口与近端尿道对合,如尿道远近端距离较近,可以直接用4-0可吸收线进行吻合,如两端距离较远,则需要经会阴切口充分游离球部尿道、切开阴茎海绵体中隔后进行无张力吻合。一般先吻合尿道后壁,然后尿道内放置F16号气囊导尿管,再吻合尿道前壁。

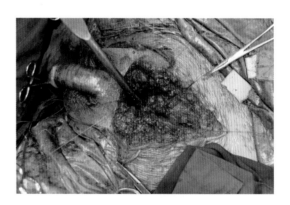

图5-2-4　完全直视下切除尿道狭窄段,显露正常的近端尿道

（5）关闭切口:留置导尿管及膀胱造瘘管,耻骨后间隙用耻骨前方的脂肪组织填充,伤口放置抗压引流管,逐层关闭腹部及会阴部切口。

5. 术中注意事项

（1）游离耻骨联合后方以及引入线锯时要紧贴耻骨骨膜进行操作,以免损伤耻骨后静脉丛造成大出血。

（2）去除耻骨联合部分为一上宽下窄的楔形,一般上宽4cm,下宽2~3cm(图5-2-5)。儿童耻骨联合尚为软骨组织,可以不必大块切除,仅行切开即可。

（3）去除尿道瘢痕时,尽管手术操作较经会阴途径变得容易,但更应该小心细致操作,

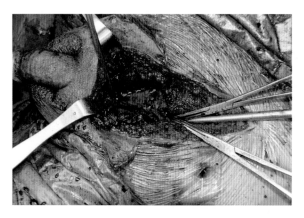

图 5-2-5 去除耻骨联合部分为一上宽下窄的楔形

以免造成勃起神经及残存尿道外括约肌的额外损伤,使术后并发症增加。

6. 术后处理 同经会阴途径后尿道吻合术。

(黄广林)

参 考 文 献

1. Fu Q, Zhang J, Sa YL, et al. Recurrence and complications after transperineal bulboprostatic anastomosis for posterior urethral strictures resulting from pelvic fracture: a retrospective study from a urethral referral centre. BJU Int, 2013, 112: E358-363.

2. Koraitim MM. Post-traumatic posterior urethral strictures: preoperative decision making. Urology, 2004, 64: 228-231.

3. Kulkarni SB, Barbagli G, Kulkarni JS, et al. Posterior urethral stricture after pelvic fracture urethral distraction defects in developing and developed countries, and choice of surgical technique. J Urol, 2010, 183: 1049-1054.

4. Singh A, Panda SS, Bajpai M, et al. Our experience, technique and long-term outcomes in the management of posterior urethral strictures. J Pediatr Urol, 2014, 10: 40-44.

5. Fu Q, Zhang J, Sa YL, et al. Transperineal bulbo-prostatic anastomosis for posterior urethral stricture associated with false passage: a single-centre experience. BJU Int, 2011, 108: 1352-1354.

6. Manikandan R, Dorairajan LN, Kumar S. Current concepts in the management of pelvic fracture urethral distraction defects. Indian J Urol, 2011, 27: 385-391.

7. Hosseini SJ, Rezaei A, Mohammadhosseini M, et al. Supracrural rerouting as a technique for resolution of posterior urethral disruption defects. Urol J, 2009, 6: 204-207.

8. Gupta NP, Mishra S, Dogra PN, et al. Outcome of end-to-end urethroplasty: single-center experience. Urol Int, 2009, 82: 179-182.

9. Koraitim MM. The combined perineo-abdominal transpubic urethroplasty. Arab J Urol, 2015, 13: 24-26.

10. Gupta NP(1), Mishra S, Dogra PN, et al. Transpubic urethroplasty for complex posterior urethral strictures: a single center experience. Urol Int, 2009, 83: 22-26.

11. 沈文浩,张恒,李新,等. 男性创伤性复杂性后尿道狭窄的手术治疗. 中华创伤杂志,2011,27: 933-936.

12. 张炯,徐月敏,金三宝,等. 后尿道狭窄的诊断和治疗——20 年经验总结. 中华泌尿外科杂志,2009,30: 635-638.

13. 撒应龙,徐月敏,金三宝,等. 后尿道狭窄外科治疗 191 例临床分析. 中华外科杂志,2006,44: 1244-1247.

14. 吴国英,王凯,贺金传. 经耻骨径路治疗骨盆骨折后复杂性后尿道狭窄. 中华创伤杂志,2009,25: 251-253.

第六章

尿道成形术并发症及处理

第一节　前尿道成形术的相关并发症及处理

一、尿道内切开及尿道扩张的并发症及处理

(一) 尿道内切开的并发症与处理

近年来,国内外文献较多的是描述如何使用各种辅助方法提高尿道内切开术的成功率,降低术后狭窄复发率,而对内切开手术过程中出现的各种并发症重视不够,对其危害性认识不足。当术中出现并发症时,且处理不及时不正确,不仅可导致内切开的疗效不佳,使原先的尿道狭窄复杂化,甚至可导致严重的全身性感染危及生命。因此,认识尿道内切开术的各种并发症,掌握早期和后期并发症的处理方法非常重要。根据尿道内切开并发症的发生时间,可将并发症分为早期并发症和后期并发症。并发症的发生不仅与手术适应证的选择,也与手术者的操作手法和经验紧密相关。临床中需要严格掌握尿道内切开手术的适应证,从而降低手术早期和后期并发症。

1. 早期并发症及其预防和处理

(1) 尿道出血:少量出血常见于术中强行插入导尿管,冷刀切开小范围的瘢痕引起;大量出血常见于多点的放射状切割,切割过深或切割偏离导引管位置,范围超过瘢痕组织达正常尿道,尤其是盲目的切穿尿道海绵体伤及阴茎海绵体时。术中出血少,术后突然大出血,应考虑阴茎勃起所致,随着阴茎的勃起,大量的血液再次充盈海绵窦,原先逐渐闭合的内切开创口再次裂开,造成术后大出血。

尿道内切开时少量的出血不影响视野的观察,可不予处理;如出血影响视野,影响切开的操作,可加大冲洗的速度;如出血量较多,视野不清时应考虑是否已损伤海绵体组织,此时加压冲洗并不可取,而应该适时终止手术操作,放置较粗的 Foley 导尿管,稍加牵引,防止血液流入膀胱。阴茎段或球部尿道出血可加压包扎,一般出血均可止住。术后常规使用口服或肌肉注射雌激素是防止再次因勃起而大出血的重要措施。

(2) 尿道穿孔、尿外渗:尿道穿孔在直视下尿道内切开时的发生并不少见,尤其对一些经验不足的年轻医生容易发生。从部位上分析,前尿道海绵体组织较薄,周围支撑组织少,

较球膜部尿道更容易发生穿孔;从内切组织的条件分析,采用包皮、黏膜组织替代成形后出现吻合口狭窄者,局部的组织更薄,内切开时容易穿孔。尿道一旦发生穿孔,冲洗液经破损的尿道渗出至周围组织内,形成尿外渗。尿外渗的部位、范围及蔓延方向与尿道损伤的部位和局部解剖有密切的关系。前尿道穿孔时,冲洗液可通过 Buck 筋膜进入阴茎浅筋膜,使阴茎肿胀;球部尿道穿孔时,冲洗液先聚积于会阴浅袋内,使阴囊肿胀,若继续发展,可沿会阴浅筋膜蔓延,使会阴、阴茎肿胀,并可沿腹壁浅筋膜深层,向上蔓延至腹壁。对于尿道穿孔的处理应首先观察穿孔程度,根据术中情况决定是否进行开放手术修补瘘口。预防尿道穿孔的关键是严格遵循手术操作要点,如冷刀必须沿引导物方向切开尿道等,如窥视下发现黄色的脂肪组织,应立即停止操作,以免造成假道或伤及直肠。手术过程中如出现冲洗液外渗,发现阴茎阴囊水肿,应尽快停止手术和留置导尿管,同时托起阴囊局部热敷,2~3 天后水肿多能自行吸收。

（3）直肠穿孔:直肠穿孔在直视下尿道内切开术中的发生率很低,然而一旦发生,也是最严重的并发症。一般以儿童患者多见,这是因为儿童会阴间距离较短,在对球膜部尿道闭锁操作时,如未采取引导或引导错误,切开刀偏离尿道的正常轴线,会误入直肠。还有一种情况更需注意,当内切开完成后,粗暴的尿道扩张有可能绕过瘢痕环进入其后方的直肠,造成穿孔。伤及直肠应首先禁食,全身及肠道应用抗生素,留置肛管 3~4 天;损伤较重则应做结肠造瘘。

（4）尿道热:是由尿道手术操作引起一种较严重的菌血症表现。尿道狭窄患者术前常同时伴有尿道细菌感染,由于细菌很容易寄宿在废用的尿道内,当狭窄段尿道切开后,暴露的血管床敞开,尿道内的细菌随着冲洗液进入血液循环,从而导致菌血症和尿道热。患者初期可表现为畏寒,随着液体和细菌的吸收增多,可出现高热,寒战。避免发生尿道热的关键是尽可能降低废用尿道内的菌群数量,术前可采用低压冲洗废用尿道,促使尿道内细菌随冲洗液能流出体外,同时术前、中、后依据尿培养和药敏的结果常规使用敏感抗生素。由于目前临床上已提倡早期应用敏感抗生素,典型菌血症在术中已很少见到。

（5）冷刀断裂:发生率低,印度泌尿外科医生报道术中冷刀断裂,可在内镜下取出,少数情况下需要开放手术取出。

2. 后期并发症及其预防和处理

（1）尿道假道:在尿道闭锁的情况下,导丝无法显示正确的尿道轴线方向,盲目地用冷刀切割可能误入尿道周围腔隙,内切开镜鞘在尿道周围组织内进入膀胱。留置导尿管后,尿道的“真道”仍然闭锁,而被“假道”挤压在一侧,数周后拔除导尿管,整个假道可逐渐上皮化,但患者仍无法完成通畅排尿。尿道假道的临床处理比较复杂,再次选择内切开进行治疗疗效不佳,开放手术是唯一可选择的治疗方法。

（2）尿道海绵体炎及尿道周围炎:临床上并不少见。当尿道内切开术中造成穿孔后,冲洗液夹杂着大量细菌进入切开的海绵体组织或周围组织内,如引流不彻底,势必造成尿道海绵体炎和尿道周围组织炎,患者表现为局部阴茎或会阴部皮肤的肿胀,疼痛,按压时疼痛更明显,而炎症消退后,尿道海绵体和周围组织呈纤维化或瘢痕样改变。尿道海绵体炎和尿道周围组织炎的转归往往与处理的措施是否得当以及患者的抵抗力密切相关。有效的抗生素的应用以及局部的理疗可以使炎症逐渐消退,局部瘢痕形成。

（3）尿道周围脓肿及尿瘘形成:当尿道周围炎发生后,如引流不及时或不彻底,炎症会进一步加重,形成尿道周围脓肿,脓肿不仅使穿孔的尿道难以愈合,而且可能穿透表面皮肤形成尿道皮肤瘘。尿道周围炎进一步发展成尿道周围脓肿,需切开引流脓肿,同时尽可能敞开伤口,如有必要需将尿道一并切开,形成人工的尿道下裂,以期二期再行成形手术。

（4）勃起功能障碍:直视下尿道内切开术是在尿道腔内进行的微创操作,其本身并不会导致阴茎勃起功能障碍,但当内切开时出现了一些并发症,则有可能造成勃起功能障碍。如内切开穿孔后严重的尿外渗有可能伤及阴茎海绵体,阴茎海绵体的炎性改变则导致海绵体的纤维化,如纤维化发生的悬垂部阴茎的根部或体部,勃起时血液可能无法灌注进入远端的海绵窦内,使某一段的海绵体组织呈疲软状态,从而导致勃起功能障碍。因内切开并发症引起勃起功能障碍需要综合评估,考虑改善勃起功能的药物和手术方法。

（5）尿失禁:尿道外括约肌靠近膜部尿道,当此处狭窄时,尿道内切开刀的多点切开有可能伤及外括约肌,从而造成部分或完全尿失禁。如发生尿失禁,需要考虑药物,盆底肌训练等非手术方法,严重者考虑尿道吊带,人工括约肌等手术治疗。

（6）术后仍排尿困难:尿道内切开术后,如拔出导尿管短期内即出现排尿困难,排尿变细,应首先考虑尿道内壁不光滑,疑有瓣膜样组织可能;或存在假道可能。如拔管后排尿逐渐变细,则可能因为狭窄段的瘢痕冷切不充分;或狭窄段过长,瘢痕重新愈合等。对于内起开后应重新评估狭窄程度,对于简单的狭窄可再次行尿道内切开术。对于复杂的尿道狭窄复发,需要进行开放手术治疗。

（二）尿道扩张的并发症及处理

虽然尿道扩张术因操作简单,容易掌握在尿道狭窄治疗及其术后的常规处理方面仍占有不可替代的地位,但也存在着一定的风险。正确使用尿道探条检查及尿道扩张,对诊断和治疗有很大帮助。但如果使用不当,不但会加重尿道狭窄程度,且可发生严重并发症。尤其对于经验不足者,切不可轻视这一操作,应熟知其有关理论知识和操作规程,并熟练掌握操作技能,因并发症的发生正是由于尿道扩张方法不当而引起。

1. 出血 出血是尿道扩张过程中和术后最常见的并发症,主要是因为扩张方法不当,如使用过粗或过细的探条、或企图强力使探条通过尿道狭窄部位,致使尿道黏膜严重撕裂,甚至穿破尿道,发生出血。大量后尿道出血可反流入膀胱并形成血块阻塞尿道发生尿潴留和膀胱痉挛。出血且无排尿困难者,可嘱其多饮水,适当给予抗菌药物,一般数小时至24小时可自行停止。出血较重有排尿困难者,尽可能留置一根较粗的、质地较软的硅胶导尿管引流尿液,并将阴茎上翻固定于耻骨联合上。会阴及阴茎部位垫以棉垫或置冰袋压迫止血。如能插入气囊导尿管则更好,气囊内注入 20ml 左右无菌液体后稍加牵引,可防尿道内血液反流入膀胱阻塞导尿管,必要时可在窥镜下止血。

2. 尿道损伤或穿破 强行粗暴地扩张尿道狭窄,是造成尿道损伤、穿破和假道的主要因素之一。穿破部位多见于球膜部尿道及后尿道。探条可穿入黏膜内,尿道全层甚至进入直肠,或形成假道通入膀胱。尿道狭窄、尿道黏膜不平整、前列腺增生症或尿道外括约肌痉挛是常见的病理因素。但尿道穿破的另一原因是经验不足,如操作较粗暴、探条越细越易发生。尿道穿破后立即出现的症状是疼痛和出血,如破入直肠内,易引起前列腺及后尿道周围组织的感染,出现会阴部、直肠及耻骨上区疼痛、痛性排尿困难及发热,后尿道穿破也可出现前列腺及膀胱周围尿外渗。穿破直肠者,最好行耻骨上膀胱造口。尿道周围感染或脓肿形成时,应切开引流,加强抗感染治疗。

3. 感染 尿道狭窄患者排尿困难,尿液对尿道冲刷力弱,常合并尿道内细菌的感染。在正常情况下,前尿道也存在非致病性常居菌。而在病理状态下就可能变成致病菌,尿道探条检查及尿道扩张术可引起原有内环境变化、上尿路感染(急性肾盂肾炎)及生殖系感染(急性前列腺炎与急性附睾炎)外还可引起尿道热或败血症,是尿道探条检查及尿道扩张术最严重和最危险的并发症,抢救不及时可致死亡。尿道热及败血症必须立即采取有效的治疗,静脉滴注广谱抗生素直至感染完全控制。氢化可的松静滴,输入低分子右旋糖酐以维持血容量,低血压时应使用升压药物。这种并发症发病急速,因此,对尿道扩张时有尿道出血者,最好留诊观察,待病情稳定后让患者离开。

4. 丝状探条折断　多因丝状探条尾端的螺丝锈蚀,或于金属探条未拧紧的情况下使用,致使丝状探条与金属探条滑脱或丝状探条螺丝折断,使丝状探条掉入膀胱内而形成膀胱异物。大多数情况下可经膀胱镜钳取出,个别情况下需要切开膀胱取出。

二、尿道外口和舟状窝尿道狭窄修复的并发症及处理

男性尿道外口和舟状窝狭窄并不常见,多见于尿路感染、留置导尿及尿道器械操作过的患者,留置尿管所致尿道狭窄多位于尿道外口,舟状窝的近侧还有膜部尿道。尿道器械操作致尿道狭窄发生部位最常见于尿道外口,其他部位可见于尿道舟状窝处、阴茎阴囊连接处、尿道球部和外括约肌处(图6-1-1)。主要临床表现为排尿困难、尿线变细、分叉,尿道造影显示尿道外口和舟状窝狭窄,目前治疗手段主要包括反复尿道扩张,尿道外口切开术及尿道外口成形术,不同手术方法各有优缺点,但术后并发症亦不少见,主要包括:

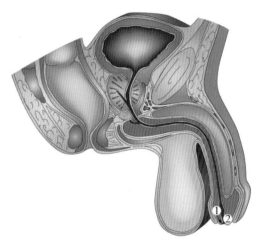

图6-1-1　男性尿道解剖图
①尿道舟状窝;②尿道外口

(一)并发症类型

1. 切口血肿　术中止血未确切,局部渗血,经尿道缝合处进入皮下及新尿道周围,形成皮下血肿,易导致感染。

2. 局部水肿　常见于尿道外口成形术时,创面缝合时,没有充分松弛包皮皮肤,造成阴茎皮肤环形切口缩窄,远心端皮肤淋巴回流受阻所致。

3. 皮瓣或移植物坏死　原因常见于皮瓣游离时血管蒂受损,皮瓣缝合过密、过紧,缝合处存在张力,血供不足,或局部渗血、漏尿及感染,或术后敷料包扎过紧等,多见于早期游离皮管移植重建的尿道,常用带蒂包皮内板尿道成形术者,如血运循环不佳亦可发生尿道坏死。皮瓣边缘坏死致创口裂开,最终导致尿瘘形成。

4. 阴茎海绵体损伤及龟头坏死　原因常见于术中游离冠状沟海绵体组织时手术层次不清或既往手术后局部粘连严重,分离过多导致局部缺血,或敷料包扎过紧,甚至术后遗忘阴茎根部环绕紧缚的止血带,阻碍龟头血运所致。

5. 尿道皮肤瘘　尿道皮肤瘘是前尿道手术最常见的并发症之一,无论采用何种组织材料和术式进行尿道重建手术,均有可能发生,其发生率为4%~56%,尿瘘发生的主要原因与手术方式的选择和术者的操作技巧有关。其中包括手术操作粗暴引起的组织损伤、组织血运交叉及缝合技术欠佳,局部组织出现坏死和感染,尿液引流不畅,切口引力增加使其裂开等。一般情况下,尿道外口及舟状窝尿道皮肤瘘以冠状沟处多见,瘘口大小不一,较大的

瘘口在创口拆线前或局部血痂去除时可发现,小的瘘口要待患者排尿时才发现(图6-1-2)。

6. 再次狭窄 在新尿道和原尿道口近端吻合时,如吻合不当、局部感染及缺血坏死往往会造成吻合口及尿道外口狭窄。

7. 尿道憩室 较少见,远端尿道狭窄是形成继发性尿道憩室的最重要因素(图6-1-3)。替代段组织过多且缺乏支持易形成囊袋样膨大,扩张部位通常位于狭窄尿道之后。

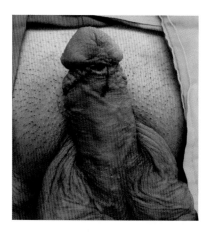

图6-1-2　阴茎冠状沟处尿道皮肤瘘

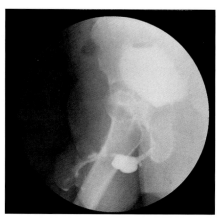

图6-1-3　前尿道憩室

(二)诊断

根据既往病史、手术史、临床症状、体格检查及影像学检查(尿道造影、尿道超声等)可以判断并发症类型,明确有无瘘管、再狭窄部位和长度等。

(三)治疗

局部组织水肿和皮下血肿如未能进一步发展成为局部伤口感染和皮瓣坏死,应尽快采取一些有效措施防止更严重的并发症发生,一般小的血肿均可以自行吸收,在术后3~4天出去压迫敷料后将伤口暴露,如发现痂皮或者血痂形成,甚至发现有创口感染或皮瓣坏死则应尽早拆除缝线,用盐水纱布湿敷伤口,以促进伤口愈合。

严重的阴茎龟头坏死不仅造成手术失败,而且影响阴茎外观,造成患者心理损害,因此,术后应密切观察,如发现龟头出现水疱,颜色变成灰白色或者深紫色,应立即解除压迫敷料,用湿盐水湿敷。已经发生龟头坏死征象者,应加强抗感染,保持局部清洁干燥,有水疱形成者可用注射器抽出积液,每日进行消毒,更换敷料。

尿道憩室一般是由于成形的尿道过于宽大或者远端的尿道存在狭窄,导致狭窄近端尿道呈囊样扩张,随着时间的推移,如梗阻不解除,最终形成尿道憩室。对于尿道外口及舟状窝处尿道术后尿道憩室发生,单纯行憩室切除和尿道修补即可。

尿道狭窄复发是尿道手术后常见并发症,对于轻度狭窄,采用正规尿道扩张治疗后多能保持尿道通畅,对于严重的狭窄、成角畸形或经尿道扩张效果不佳者,需行尿道造影,观察狭窄程度,采用狭窄段尿道切除再次吻合或移植物替代尿道成形术。

(四)预防

1. 术后留置导尿管勿过粗,压迫尿道外口时间不要过长,尽量选取硅胶材质导尿管。

2. 用带蒂阴茎或包皮皮瓣做新尿道时,保留足够宽度及厚度的血管蒂,覆盖新尿道的皮瓣应注意其血供,边缘不宜太薄。皮肤缝合时避免有张力存在,且尽量与新尿道缝合线错开,皮下组织丰富时最好做多层缝合,采用细而刺激性小的缝线,如皮瓣张力较大可在阴茎背侧做减张切开。

3. 末端尿道缺乏海绵体且血运不良,术后避免敷料包扎过紧,术后需采用抗生素预防感染。

4. 切口和尿道分泌物引流极其关键,加强新尿道内分泌物引流,防止新尿道分泌物淤积,感染成瘘。

三、前尿道自体组织替代成形的并发症及处理

(一)带蒂皮瓣移植修复尿道成形术的并发症

带蒂皮瓣是治疗前尿道狭窄常用的替代物,可修复尿道口至球部的狭窄。带蒂皮瓣主要取自包皮、阴茎皮肤、阴囊中隔。带蒂皮瓣血运好,只要术前没有新鲜损伤,局部没有感染,是理想的尿道重建替代材料。取材部位,大小,手术方式,缝合技术是影响带蒂皮瓣移植修复尿道成形术的并发症的重要因素。带蒂皮瓣移植修复尿道成形术的并发症主要包括皮瓣坏死、尿瘘、尿道憩室、阴茎海绵体损伤与龟头坏死、吻合口与尿道外口狭窄、尿道毛石等。

1. 皮瓣坏死 皮瓣坏死主要发生于早期重建的尿道,皮瓣边缘坏死可使创口裂开进而导致尿瘘形成。皮瓣坏死主要原因是供血不足,游离皮瓣时,过多破坏血管蒂,缝合皮瓣时存在张力或者缝合过紧过密,局部渗血或感染,术后敷料包扎过紧,术后阴茎勃起使切口出血或撕裂以及术后不恰当的理疗和热疗,均会导致皮瓣坏死(图6-1-4)。

2. 尿瘘 是阴茎段尿道重建术后最常见并发症之一,主要因局部组织血供差、坏死或感染、覆盖组织薄以及尿液引流不畅引起。尿瘘可以发生新尿道任何部位,以吻合口和冠状沟多见(图6-1-5)。瘘口大小不一,较大的瘘口在拆线前或血痂去除时发现,小的瘘口则在患者排尿时才能发现。

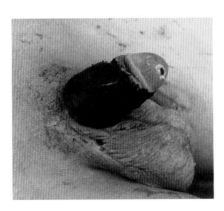

图 6-1-4　包皮环切后局部热疗烘烤,导致阴茎皮肤坏死

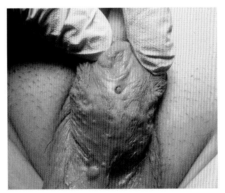

图 6-1-5　位于冠状沟位置的尿瘘

3. 尿道憩室 尿道憩室常见于阴茎与阴囊交界处,可由以下因素引起:远端尿道狭窄,造成近端尿道成憩室样状扩张;新尿道构建过宽,腹侧组织薄弱;吻合口缝合不严密,引起尿外渗、感染,使周围组织上皮化。

4. 阴茎海绵体损伤与龟头坏死 阴茎海绵体坏死主要由于游离带蒂皮瓣时,或既往

手术后局部粘连严重,操作时切破阴茎白膜损伤阴茎海绵体组织。如果损伤较大,可能形成海绵体硬结,影响阴茎勃起。龟头坏死则常因游离冠状沟海绵组织手术层次不清或过多分离造成缺血或敷料包扎过紧导致龟头缺血引起。

5. 吻合口与尿道外口狭窄 吻合口狭窄因新尿道与原尿道吻合时吻合不当引起,常见于新尿道与原尿道环形吻合或新尿道与发育不良的末端尿道口吻合。其次,新尿道末端缺血或原尿道末端背侧游离过多,引起缺血坏死也是吻合口狭窄的原因。阴茎头部位行隧道时过于狭小,新尿道外口缺血,皮瓣制作采用管状尿道,龟头海绵体分离过多导致血运障碍等是尿道外口狭窄的主要原因。尿道外口狭窄是一个渐进过程,如果患者术后,尿流率进一步下降,应考虑尿道外口狭窄可能。

6. 尿道毛石 多见于采用阴囊皮瓣尿道成形术患者,成年患者阴囊表面皮脂腺和毛囊增多,容易长出毛发,在毛发周围形成毛石。因而,尿道毛石的产生及时排尿梗阻和尿道感染的诱因也是结果。

(二)游离黏膜尿道成形术的并发症

对于经历多次手术或长段前尿道狭窄,往往局部缺乏可利用的组织,难以手术修复,游离黏膜是有效治疗方法。临床上的游离黏膜主要包括口腔颊黏膜、舌黏膜、唇黏膜、结肠黏膜和膀胱黏膜。目前前尿道狭窄或闭锁较流行的术式是采用口腔颊黏膜和舌黏膜。而超长尿道狭窄可选用结肠黏膜或移植物拼接重建尿道。

游离黏膜尿道成形术的并发症与带蒂皮瓣移植修复尿道成形术的并发症相似,也包括移植物坏死、尿瘘、尿道憩室、阴茎海绵体损伤与龟头坏死、吻合口与尿道外口狭窄。然而,游离黏膜尿道成形术与带蒂皮瓣移植修复尿道成形术不同的是,游离黏膜尿道成形术有局部取材部位的并发症,如口腔黏膜取材时,可出现创面渗血或血肿,口周麻木,张口困难,涎腺分泌功能受损等。结肠黏膜取材时则可能出现肠道吻合口瘘或狭窄等并发症。口腔黏膜取材部位的并发症主要与取材的位置,大小,形状以及取材后取材部位缝合有关。而且,由于游离黏膜无固有血供,所以其对移植创面的局部条件要求更高,局部瘢痕严重,又感染迹象,血供较差均不适合游离黏膜生长。

(三)前尿道自体组织替代成形的并发症诊断

皮瓣或移植物坏死的诊断主要依靠术后对伤口的观察和可能出现异常情况的判断;尿瘘可以发生缝线任何部位,吻合口和冠状沟多见,拆线后或自主排尿时可发现;尿道憩室诊断主要是在长期随访过程中,尿道腹侧皮肤逐渐膨大,尿末滴沥,挤压尿道有尿液溢出,尿道造影可以显示膨大的囊袋。尿道外口与吻合口狭窄主要依靠排尿梗阻症状、尿流率、尿道造影和尿道超声诊断;如果龟头出现水疱,颜色变成灰白色或深紫色,需怀疑龟头坏死;尿道毛石主要依靠排尿梗阻、尿道感染的临床症状、尿道超声及尿道镜检诊断。

(四)前尿道自体组织替代成形的并发症的治疗

局部组织水肿和皮下血肿可引起伤口感染并进一步引起皮瓣或移植物坏死。因此要积极采取有效措施,防止严重并发症发生。小的血肿可自行吸收,如果去除要敷料后,发现痂皮或血痂形成,或伤口感染和皮瓣坏死,需拆除缝线,盐水纱布湿敷伤口,从而促进伤口愈合。

对于首次术后早期的小的瘘孔,行尿液转流并保留细的尿道支架,清除线头及坏死组织,瘘孔予生理盐水湿敷。只要尿道外口宽大,瘘口远心端无梗阻,排尿通畅,小的瘘口可能自行闭合。如果以上处理无效,择期行尿瘘修补术。

尿道憩室常因成形尿道过宽或远端尿道狭窄使近端尿道呈囊性扩张。对于无远端尿道梗阻的憩室,可行单纯憩室切除和尿道修补。对于有尿道远端梗阻的尿道憩室,需先解除尿道梗阻,再行憩室切除和尿道修补。

预防术后龟头坏死,术者应在术后密切观察龟头变化,如若发现龟头水疱或颜色变化(变为灰白色或深紫色),应立即解除敷料压迫,并用温盐水湿敷。对已经发生龟头坏死的患者,应保持局部清洁干燥,并加强抗感染治疗。有水疱形成的患者,应予注射器抽液。每日消毒,更换敷料。

尿道毛石是修补术采用阴囊皮肤常见的术后并发症,只能依靠手术来解决,且在完整取出毛石的同时,破坏残留毛囊和缩窄尿道是防止毛石再次发生的重要举措。

(五)前尿道自体组织替代成形的并发症的预防

预防皮瓣坏死时应注意:带蒂皮瓣做新尿道时,应保留足够宽度和厚度的血管蒂(图6-1-6),同时皮瓣边缘不宜太薄,避免影响血供;皮肤缝合时,应避免张力,尽量与新尿道缝合线错开。如果皮瓣张力较大可在阴茎背侧做减张切开;尿道支架粗细应适中,如支架管内出现较多分泌物,需用吸管抽吸同时用低压抗生素液冲洗支架管。

预防尿瘘的发生,应确保带蒂皮瓣的血运,游离黏膜下多余组织的充分切除;皮下组织严密、多层次、无张力缝合。术后加强新尿道分泌物引流,避免感染。

尿道吻合口狭窄的预防应注意,游离近端尿道时,既要保证组织血供,又要确保横截面宽大。同时术后尿道分泌物应充分引流。

尿道憩室的形成多因远端尿道梗阻,因此保持尿道远端宽大通畅至关重要。同时截取皮瓣或黏膜时,宽度应适中,新尿道腹侧皮下组织多层次严密缝合。

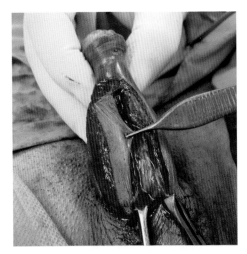

图 6-1-6　带蒂阴茎皮瓣新尿道成形时,应保留足够宽度和厚度的血管蒂

尿道毛石多见于采用阴囊皮瓣尿道成形术患者,因此当用带蒂皮瓣作为治疗前尿道狭窄替代物时,因此应尽量避免采用阴囊中隔皮瓣。

第二节　后尿道成形术的相关并发症及处理

后尿道狭窄或闭锁多由骨盆创伤引起,最常见于交通事故、房屋倒塌、矿井塌方等所致的骨盆挤压伤。近年来骨盆骨折所致的后尿道损伤(pelvic fracture urethral distraction defects,PFUDD)的发病率虽有所下降,但是在发展中国家,PFUDD患者却逐渐增多。这主要与以下因素有关:广泛的农业活动,施工安全防范的不到位以及发展中国家最为流行的交通工具——自行车和摩托车。而且目前,在发展中国家,对PFUDD患者的急诊处理并未规范化,大部分患者未得到正确的诊治,成为加重原有创伤的一种医源性损伤。由于后尿道解剖位置较深,尿道损伤多同时有严重骨盆骨折及内出血,术中需切除瘢痕组织后再将近端与远端尿道吻合,因此并发症的发生与尿道损伤的程度、吻合的技巧、周围血肿与尿外渗的情况有关。随着经会阴后尿道端端吻合术的高成功率,一系列并发症也相继报道,包括出血、尿失禁、勃起机能障碍、直肠损伤、术后假道、复发等等。

一、出血

尿道修复手术是相对安全的手术,经会阴手术径路一般不涉及主要血管。但后尿道狭窄位置较深,周围血供丰富,在切除尿道狭窄段瘢痕组织时常因局部粘连严重需切开阴茎海绵体中隔,两侧的海绵体组织及其中隔深部的阴茎深静脉易发生损伤出血。此外在游离近端尿道时,因手术视野小,粘连严重,暴露困难,可能损伤周围其他血管,或当周围组织严重纤维化时止血较困难。术后出血主要分为伤口渗血和血尿两种。创面渗血可能原因包括球部尿道动脉处理不当、尿道海绵体残端渗血、阴茎脚切开后海绵体破裂出血、耻骨联合部分切除后骨膜剥离不清,导致出血、尿道吻合口密闭不严导致局部渗血进入尿道腔等。大部分创面渗血可通过加压包扎伤口解决。同时术中的处理也尤为重要,在手术过程中应严密止血,尿道动脉止血建议缝扎止血,在分离尿道时应层次清晰,尽可能在尿道和直肠前间隙完整游离尿道,打开阴茎脚时需正中切开,海绵体破裂出血可通过电凝止血和缝扎止血,如术中准备行耻骨下缘切除时须剥离至骨膜后,再切除耻骨。严重的活动性出血只能再次手术止血,包括局部肌瓣或脂肪垫填塞止血。术后腔内出血(血尿)多出现于吻合口裂开或术中对合不完全,遂手术中尿道的吻合极其重要。在修剪尿道断端的海绵体组织时,应尽可能地多保留血运较好的组织,避免裁剪过多后无法无张力吻合。尿道腔内出血因留置导尿管起到压迫作用发生概率较小,一旦发生就是一个棘手的问题,轻度血尿可观察或持续膀胱冲洗,严重血尿可通过导尿管气囊压迫膀胱颈牵引止血。

二、尿失禁

尿失禁是后尿道成形术的常见并发症之一,在文献报道中的发生率小于10%。一些研究结果显示术前在静态膀胱造影检查中打开膀胱颈会提高尿失禁的发生率,该操作可能会损伤沿背外侧尖端行至阴茎海绵体的神经血管束,也会损伤到尿道膜部周围的尿道横纹括约肌和前列腺尖,导致尿失禁或勃起功能障碍。国内有研究报道到56例(11%)出现术后尿失禁,其中21例(38.1%)只存在轻度压力性尿失禁。实际上,大多数尿失禁并发症可以随着时间推移逐渐好转。临床上,尿失禁通常是由尿道损伤的不恰当处理引起。如,尿道会师导致张力过高或术中会师时间过长。对于后尿道手术,尤其是那些对前列腺尖附近的尿道膜部修复,如果存在尿道周围的广泛瘢痕形成(特别是在近端的),必须彻底去除以保证有充足血供的健康尿道残端的无张力吻合。瘢痕组织的切除将不可避免地损伤前列腺尖部的外括约肌,并且导致术后尿失禁。男性尿失禁的治疗是泌尿外科工作的挑战之一,治疗方法包括保守治疗与手术治疗。对于男性尿失禁的保守治疗方法有Kegel训练和盆底肌肉刺激等。常用的手术治疗方法包括人工括约肌(artificial urinary sphincter,AUS)植入术、球海绵体悬吊术、经尿道填充剂注射术等,以上方法都是通过增加尿道阻力来达到治疗目的。AUS植入术被认为是治疗男性尿失禁的金标准,但它仍有较多的并发症且价格昂贵,因此在后尿道手术前充分解读尿道造影片,如果前列腺尿道过度开放,提示尿道内括约肌功能不佳,需向患者充分解释说明,术前有条件行膀胱镜检,观察狭窄位置与精阜的关系,术中需注意保护尿道外括约肌,减少尿失禁的发生。

三、勃起功能障碍

勃起功能障碍是后尿道成形术的另一种常见并发症,骨盆创伤性损伤与尿道损伤和勃起功能障碍发生有关。有报道显示尿道端端吻合术后勃起功能障碍的发生率高达69%。多项研究结果表明勃起功能的减退主要取决于最初的创伤而不是手术处理的方式,即术前和术后勃起功能障碍的发生率并无明显差异。与尿道狭窄相关的勃起功能障碍的病理学改变与神经血管损伤有关。在吻合时切开尿道损伤端的前列腺和尿道周围组织可能进一步损伤神经血管束并且增加勃起功能障碍的风险。有报道通过肌电图(EMG),在33%不稳定骨盆骨折患者中发现了神经学损伤的临床依据。会阴钝挫伤容易引起靠近前列腺尖部的海绵体神经损伤。有研究报道后尿道狭窄患者也存在血管和神经紊乱,由于海绵体神经和阴部动脉束位于盆骨和尿道膜部近端,骨盆骨折和明显的骑跨伤将导致其功能障碍。短尿道狭窄(<3cm)的男性患者术中发生神经损伤的概率较低,长尿道缺损的患者,后尿道成形术时常需要局部空间的扩展,这将导致神经血管损伤的风险增加。另一方面,对于复杂狭窄的手术辅助方式(例如,耻骨次或全切除)可能增加勃起功能。大多数患者长期勃起功能障碍是由最初创伤引起,而不是修复手术。接受骨盆骨折尿道损伤后耻骨上膀胱造瘘术、二期尿道成形术的患者与接受一期尿道重建的患者比较勃起功能相当。据报道,创伤后尿道狭窄重建的患者术前和术后有相似的勃起功能障碍发生率(17%)。尿道修复手术后,随着时间的推移,患者创伤逐步愈合,身体状况日趋恢复,心理状态也趋于稳定,性功能也相应得到一定程度的改善。术前须告知患者术后数月内发生ED的可能性,而勃起功能在此以后会有可能逐步恢复并趋于稳定。术中仔细分离,减少不必要的电凝钳夹操作,关闭球海绵体肌,可适当的药物和心理治疗,包括小剂量PDE-5抑制剂口服治疗,必要时行阴茎假体植入术。年轻男性患者经常经历一个漫长的性功能恢复过程,这可能发生于后尿道损伤后数年。

四、假道

假道(false passage)是指与尿道和膀胱沟通的不正常管道,系后尿道狭窄治疗中一种较少见的并发症,由于它将尿道与膀胱接通,故施行导尿或尿道扩张术时,器械能进入膀胱,但扩张术后仍有明显的排尿困难。假道形成后,长期排尿困难,有时尿道扩张后稍有改善,会误认为治疗有效,术前检查不详细,手术中辨认假道困难,尿道探条作内引导时,方向变差,将远心端尿道与尿道内口附近的膀胱壁直接吻合,导致手术失败,假道的确诊,要依靠尿道造影,排尿期膀胱尿道造影及逆行尿道造影相配合(图6-2-1)。膀胱镜检查有时很困难,但对诊断有帮助,如不能见到精阜及膀胱三角区等正常解剖标记,则肯定为假道;膀胱软镜的运用对假道的诊断极具帮助:从膀胱造瘘口置入软镜,可在正常尿道内口附近观察到假道开口,正常膀胱颈呈漏斗状,软而富有弹性,周围光滑,假道则与膀胱呈垂直状,黏膜灰白,硬而有环状的瘢痕及肉芽,粗糙不平。为减少发生假道,手术应小心分离尿道球部,插入导尿管作标记,注意避免跟随假道向上分离或穿破直肠,在球部与尿生殖膈之间横断尿道假道连接处。此外可在膀胱软镜辨明真正尿道内口后,经膀胱颈插入尿道探子至前列腺尿道尖端,切开尿道盲端使尿道探子露出,切除前列腺尖端周围及尿生殖膈瘢痕组织,同时沿前尿道向前分离至耻骨联合下方,使尿道延长,以减少吻合口张力,术后用带侧槽的导尿管引流,有利于尿道分泌物的引出,减少尿道感染及吻合口瘘的发生。对于假道并发感染者,应先行耻骨上膀胱造口,待炎症控制,假道愈合后再行手术治疗。尿道假道的临床处理比较棘手,内切开

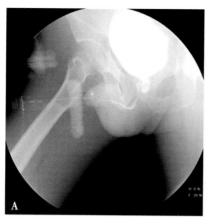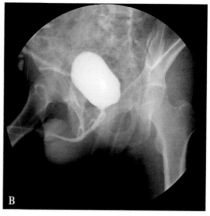

图 6-2-1　尿道造影显示假道存在,通过手术矫正

A. 术前;B. 术后

等治疗方法往往效果不佳,3~6 个月后再行尿道成形术是唯一的选择。

五、直肠损伤

直肠损伤是后尿道成形术较少见的并发症。国外有研究者报道尿道吻合成形术治疗后尿道狭窄的研究中,直肠损伤率为 3%。与国外的报道比较,国内研究中直肠损伤发生率(4.9%)有显著增加。这可能是由于其中 537 例(93.7%)患者术前接受治疗(如内镜或开放尿道手术),这可能导致广泛的瘢痕形成和严重的组织粘连,使术中更易损伤直肠。切开尿生殖膈,游离并去除尿道瘢痕是术中最困难的一步,一个细微的误判就可导致直肠壁的损伤。为了避免直肠损伤,可从耻骨上膀胱造瘘口置入探子作为引导,另一方面,术者可于术中将示指插入直肠去感受尿道探子和直肠壁的距离以避免不必要的直肠损伤。如术中发现直肠损伤,可先找到尿道近心端,仔细将直肠前壁和尿道分离,并切除直肠前壁瘢痕组织,保证直肠黏膜无张力对合,在局部充分消毒后用可吸收线缝合直肠破口,随后完成尿道吻合,尽可能避开直肠破裂处,同时将球海绵体肌瓣或脂肪垫等填塞在直肠前壁和尿道之间,术后扩肛,置肛管,禁食,支持治疗甚至结肠造口改道。如术中直肠损伤未及时发现,术后出现发热、直肠漏尿等症状,应立即禁食,全身及肠道应用抗生素治疗,并留置肛管,严重者应行肠道改道,二期修补。

六、狭窄复发

国外有少数学者报道,在观察期的后尿道吻合成形术有 100% 的成功率。然而,大量研究证明接受经会阴入路后尿道成形术的狭窄复发率为 5%。狭窄复发的主要原因是尿道周围的瘢痕组织没有在术中完全切除,这导致了术后瘢痕挛缩。其他原因包括严重的局部感染导致尿道组织坏死,假道导致吻合部位瘢痕形成。另一个术后狭窄的原因为尿道远端的不完全游离,导致吻合口张力过高。因此,必须完全切除瘢痕组织,保证无张力、完全、健康的黏膜吻合,狭窄复发只能再次手术治疗。

(傅　强　杨冉星)

参 考 文 献

1. 吴阶平.吴阶平泌尿外科学.2版.济南:山东科学技术出版社.2004.

2. 徐月敏.尿道修复重建外科学.北京:人民卫生出版社.

3. Ye T,Romel W,Xuan Y,et al. Prevention of stricture recurrence following urethral endoscopic management: what do we have. J Endourol,2014,28:502-508

4. Kanodia GK,Sankhwar S,Jhanwar A,et al. Intraoperative breakage of Sachse's knife blade:A rare complication of optical internal urethrotomy(one case managing experience). Int Braz J Urol 2017.43:163-165.

5. Hampson LA,Mcaninch JW,Breyer BN. Male urethral strictures and their management.Nat Rev Urol,2014,11: 43-50.

6. Tritschler S,Roosen A,Füllhase C,Stief CG,Rübben H. Urethral Stricture:Etiology,Investigation and Treatments.Dtsch Arztebl Int.,2013,110:220-226.

7. Mundy AR,Andrich DE.Urethral strictures. BJU International,2011,107:6-26.

8. Wisenbaugh E S,Gelman J. The Use of Flaps and Grafts in the Treatment of Urethral Stricture Disease. Adv in Urol,2015,2015:1-8.

9. Tonkin JB,Jordan GH. Management of distal anterior urethral strictures. Nat Rev Urol,2009,6:533-538.

10. Chapple C,Andrich D,Atala A,et al.SIU/ICUD Consultation on Urethral Strictures:The management of anterior urethral stricture disease using substitution urethroplasty. Urology,2014,83:S31-47.

11. Djordjevic ML.Graft surgery in extensive urethral stricture disease. Curr Urol Rep,2014,15:424.

12. Hampson LA,McAninch JW,Breyer BN.Male urethral strictures and their management. Nat Rev Urol,2014, 11:43-50.

13. Wisenbaugh ES,Gelman J.The use of flaps and grafts in the treatment of urethral stricture disease. Adv Urol, 2015,2015 979868.

14. Barbagli G. History and evolution of transpubicurethroplasty:a lesson for young urologists in training. Euro Urol,2007,52:1290-1292.

15. Pratap A,Agrawal C S,Tiwari A,et al. Complex posterior urethral disruptions:management by combined abdominal transpubic perineal urethroplasty. J Urol,2006,175:1751-1754.

16. Tang CY,Fu Q,Cui RJ,et al. Erectile dysfunction in patients with traumatic urethral strictures treated with anastomotic urethroplasty:a single-factor analysis. Can J Urol 2012,19:6548-6553.

17. Fu Q,Zhang Y,Barbagli G,et al. Factors that influence the outcome of open urethroplasty for pelvis fracture urethral defect(PFUD):an observational study from a single high-volume tertiary care center. World J Urol, 2015,33:2169-2175.

18. Fu Q,Zhang J,Sa Y L,et al. Recurrence and complications after transperinealbulboprostatic anastomosis for posterior urethral strictures resulting from pelvic fracture:a retrospective study from a urethral referral centre. BJU international,2013,112:E358-E363.

第七章

尿道下裂矫正成形术图解

尿道下裂是一种因前尿道发育不全而致尿道开口达不到正常位置的阴茎畸形,尿道开口可位于正常尿道口近侧至会阴的途径上,部分伴发阴茎下弯。

第一节 概 述

一、发病率

尿道下裂是一种常见的男性泌尿生殖系统先天性畸形。世界各国、各地区文献对尿道下裂发病率的报道差异较大,国内报道的发病率 1/250~1/300,国外一般报道的发病率在 0.3%~0.8%。近年来的临床观察发现尿道下裂总体发病率在逐渐上升,表现为重型尿道下裂发病率上升,轻型尿道下裂发病率无明显变化。

二、病因

尿道下裂的发病率在逐渐上升,但到目前为止对尿道下裂的病因还没有彻底了解,对疾病的预防及改善治疗尚无切实有效的方法。

1. 基因遗传 基础胚胎学研究发现人类的外生殖器和尿道的发生、发育在胚胎第 8 周开始,第 12~15 周完成。发生、发育过程中任何一个环节异常都有可能导致泌尿生殖系统的畸形。迄今发现与尿道下裂相关的基因近 40 个。并且尿道下裂的发病具有明显的家族倾向,是多种基因遗传所致,20%~25% 的临床病例中有遗传因素。尿道下裂患儿的兄弟也患尿道下裂的几率是正常人的 10 倍。有报道 8% 患者父亲及 14% 患者兄弟中亦有尿道下裂。

2. 内分泌因素 尿道下裂是内分泌系统紊乱的局部畸形表现。雌激素和雄激素的相互平衡对正常尿道的形成有直接影响。从胎睾中产生的激素影响男性外生殖器的形成。由绒毛膜促性腺激素刺激睾丸间质细胞(Leydig cell)在孕期第 8 周开始产生睾酮,到第 12 周达到顶峰。中肾管(wolffian duct)的发育依赖睾酮的局部影响,而外生殖器的发育则受双氢睾酮的调节。双氢睾酮是睾酮经 5a 还原酶的作用转化而成。若睾酮产生不足,或睾酮转化成双氢睾酮的过程出现异常均可导致生殖器畸形。

3. 环境因素　近年来对环境与疾病的关系进行大量的研究。在泌尿生殖系统畸形方面,大量流行病学研究表明环境污染特别是许多外源性相关激素的影响与之关系密切。环境污染物包括杀虫剂、除草剂、工业化学制剂等。

4. 其他因素　试管婴儿、高龄产妇、低体重儿与尿道下裂有一定的关系。

第二节　临床表现、诊断、鉴别诊断

一、尿道下裂的临床表现

(一)尿道下裂特点　典型的尿道下裂有三个特点

1. 异位尿道口　尿道口可异位于从正常尿道口近端至会阴尿道的任何部位。部分尿道口有轻度狭窄,其远端可呈黏膜样。尿道口附近的尿道经常有尿道海绵体缺如,呈膜状。

2. 阴茎下弯　阴茎向腹侧弯曲,多是轻度阴茎下弯。按照阴茎头与阴茎体纵轴的夹角可将阴茎下弯分为:轻度:<15°;中度:15°~35°;重度:>35°。后二者在成年后性交困难。导致阴茎下弯的原因,主要是尿道口远端尿道纤维组织增生,还有阴茎体尿道腹侧皮下各层组织缺乏,及阴茎海绵体背、腹两侧不对称。

3. 包皮的异常分布　阴茎头腹侧包皮因未能在中线融合,形成V形缺损,包皮系带缺如,包皮在阴茎头背侧呈帽状堆积。

(二)尿道下裂分型

根据尿道口解剖位置分型　通常有两种分型方法。

1. 第一种分为4度(图7-2-1)

(1)Ⅰ度:阴茎头、冠状沟型。

(2)Ⅱ度:阴茎体型。

(3)Ⅲ度:阴茎阴囊型。

(4)Ⅳ度:会阴型。

2. 第二种分为3型(图7-2-2)

(1)前型:包括阴茎头型、冠状沟型、冠状沟下型。

(2)中间型:包括阴茎前型、阴茎干中间型、阴茎后型。

(3)后型:包括阴茎阴囊型、阴囊型、会阴型。

(三)尿道下裂伴发畸形

1. 腹股沟斜疝、隐睾,各占9%左右。

2. 前列腺囊。

3. 肛门直肠畸形、心血管畸形、胸壁畸形。

4. 阴茎阴囊转位、阴茎扭转、小阴茎、重复尿道等。

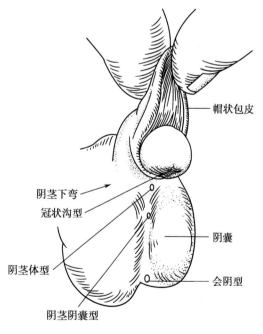

图7-2-1　尿道下裂分度

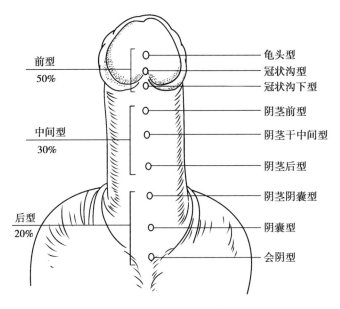

前型
50%　　　龟头型
　　　　　冠状沟型
　　　　　冠状沟下型

　　　　　阴茎前型
中间型
30%　　　阴茎干中间型
　　　　　阴茎后型

　　　　　阴茎阴囊型
后型
20%　　　阴囊型
　　　　　会阴型

图 7-2-2　尿道下裂分型

二、尿道下裂的诊断及鉴别诊断

尿道下裂的诊断一望而知。当尿道下裂合并双侧隐睾要注意鉴别有无性别畸形。

1. 体检　观察患者的体型、身体发育、有无第二性征。检查生殖器要注意有无阴道,触摸双侧睾丸大小、表面及质地。

2. 检查常染色体、口腔及阴道上皮的 X 性染色质　正常男性性染色体为 46,XY,女性性染色质阳性率在 10% 以上,而男性在 5% 以下。

3. 尿 17 酮、17 羟孕酮类固醇排泄量测定的内分泌检查。

4. 腹腔镜性腺探查及活检,有学者尝试做内分泌激素水平、靶器官的功能及性激素转化过程的检查以辅助诊断,但尚在探索中,无明确结论。

5. 需要鉴别的性发育异常畸形(disorders of sex development DSD)

(1) 46,XX DSD(女性假两性畸形)该病几乎都是由肾上腺皮质增生引起。外阴检查可见阴蒂增大如尿道下裂的阴茎。尿生殖窦残留,开口前方与尿道相通,后方与子宫相通。性染色体 46,XX,性染色质阳性,尿 17 酮、17 羟孕酮增高。

(2) 46,XX/46,XY DSD(真两性畸形)外观酷似尿道下裂合并隐睾。尿 17 酮正常。性染色体为 46XX/46XY 嵌合体。性腺探查可见体内兼有睾丸、卵巢两种成分的性腺。

(3) 46,XY DSD(男性假两性畸形)染色体 46,XY,性染色质阴性,但内外生殖器发育不正常,外生殖器外观可全似男性或女性。可存在隐睾、尿道下裂、小阴茎。

第三节　尿道下裂的治疗

尿道下裂是小儿泌尿生殖系统常见的先天性畸形之一,目前确切的病因尚不清楚。其在男性婴儿发病率约 1/300,近年来呈逐渐增加的趋势。现代医学治疗尿道下裂已经有 100 多年历史,我国开展尿道下裂的规范治疗已有 50 年。迄今为止已报道治疗尿道下裂的手术方法达到 300 余种,常用的 30 余种,但尚无一种公认通用的满意手术方式。尿道下裂手术是技术和艺术的结合,众多修复方法也表明了在尿道下裂的修复中没有统一的术式和统一的标准,手术方法多种多样,对手术原则有不同的理解,是一期手术还是分期手术,是切断尿道板还是保留尿道板,不同手术者有不同的理解,对手术方式的取舍有待每一个术者的经验积累和对术后效果的长期随访。虽然尿道下裂手术已有 100 多年,但是直到现在仍有新的术式出现,这表明尿道下裂手术学仍然处于发展阶段,仍有很多空间让我们去探索和发现。

一、手术决策

1. 手术时机　为减少患儿的心理负担,有人主张尽早手术治疗。但也有人认为年龄越小,风险越大,并发症越多。目前大多数医生主张 6 个月以后手术治疗,并尽可能在小儿对阴茎产生意识即 2 岁以前完成手术。

2. 手术方法的选择

(1)根据有无阴茎下弯将尿道下裂分为两大类即有阴茎下弯的尿道下裂及无阴茎下弯的尿道下裂,以此对手术方法进行选择。

(2)根据是否需要横断尿道板矫正阴茎下弯,以此分为两类来选择手术方法。

(3)根据是否需要分期手术来选择手术方法。

3. 尿道下裂治愈标准

(1)阴茎下弯完全矫正。

(2)尿道口位于阴茎头正位

(3)阴茎外观满意,与正常人一样站立排尿,成年后能进行正常性生活。

二、有阴茎下弯的尿道下裂手术

(一)一期尿道成形手术

有阴茎下弯的尿道下裂患儿,尿道下裂修补术大部分需要横断尿道版,可以一期完成,亦可以分期完成手术。

1. 矫正阴茎下弯

(1)距冠状沟 1.0cm 环形切开包皮内板,阴茎背侧的切口达 Buck 筋膜,阴茎腹侧切断尿道板显露白膜。将阴茎皮肤、皮下组织呈脱套状退至阴茎根部。在阴茎白膜表面尽量剥除腹侧纤维索带,一般要分离尿道口周围的纤维组织至阴茎根部后方能完全矫正下弯。

(2)应用人工勃起实验来判断阴茎下弯是否矫正成功:Gittes 和 McLaughlin 提出在包皮脱套后,直接用蝶形针头扎入阴茎头穿过龟头刺入海绵体的末端,注入 5~10ml 生理盐水,以了解阴茎下弯的矫正情况(图 7-3-1)。

(3)当切断阴茎腹侧纤维组织后,人工勃起试验仍有阴茎下弯的病例,应用阴茎背侧白膜紧缩术矫正。术中应分离中线两侧的 Buck 筋膜,以避免损伤神经血管束。在阴茎弯曲最明显处的两侧海绵体背侧白膜上,各做两条平行切口,然后应用埋藏缝合法将外侧切口边缘对应缝合(图 7-3-2)。

(4)对于严重阴茎弯曲或者阴茎短小的患者,由于阴茎折叠可能造成阴茎的短缩,因此背部折叠法效果不太理想,应用阴茎腹侧白膜切开和转移补片法疗效更好。阴茎腹侧白膜切开后造成的缺损可以用真皮片或鞘膜修补(图 7-3-3~ 图 7-3-7)。

2. 横裁包皮岛状皮瓣管状尿道成形术(Duckett 法)　Duckett(1980)根据 Asopa 及

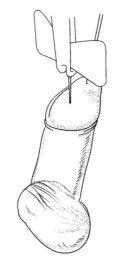

图 7-3-1　人工勃起实验

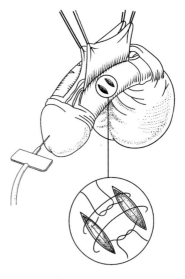

图 7-3-2　阴茎背侧白膜紧缩术

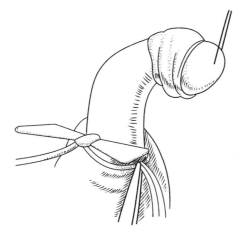

图 7-3-3　阴茎下弯

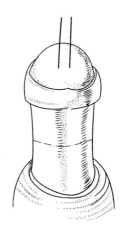

图 7-3-4　阴茎腹侧白膜切开

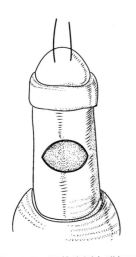

图 7-3-5　阴茎腹侧白膜切开

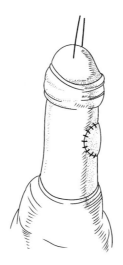

图 7-3-6　真皮片或鞘膜转移补片

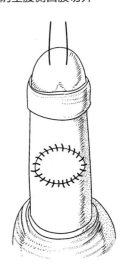

图 7-3-7　真皮片或鞘膜转移补片

Hodgson 的方法对手术进行了改进,即横裁包皮内板,分离出供应其血运的血管蒂,形成岛状皮瓣转移至阴茎腹侧代尿道,并将原来的切开阴茎头翼改成阴茎头下隧道。

(1)距冠状沟 1.0cm 环形切开包皮内板,阴茎背侧的切口达 Buck 筋膜,阴茎腹侧切断显露白膜。

将阴茎皮肤皮下组织呈脱套状退至阴茎根部。尽量剥除腹侧纤维索带,一般要分离尿道口周围的纤维组织后方方能完全矫正下弯。剥除纤维组织后,尿道口向后退缩。下弯矫正后可采用人工勃起实验检查矫正效果(图 7-3-8、图 7-3-9)。

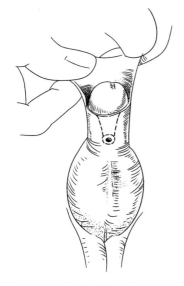
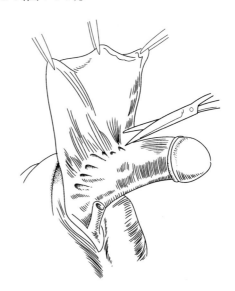

图 7-3-8　环形切开包皮内板　　　图 7-3-9　阴茎皮肤皮下组织脱套

测量尿道口至阴茎头舟状窝的距离,即为尿道缺损长度。

(2)取阴茎背侧包皮内板及内外板交界处皮肤做岛状皮瓣。皮瓣宽度 1.2~1.5cm,长为尿道缺损长度。在皮瓣的各边缝牵引线(图 7-3-10)。

用小剪刀将含有供应皮瓣的阴茎背浅动、静脉,深层皮下组织与阴茎皮肤分离开,形成血管蒂。血管蒂的长度以能将皮瓣转至阴茎腹侧为准(图 7-3-11)。

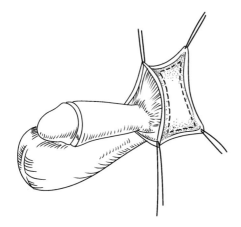
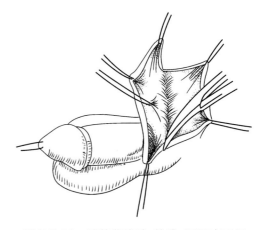

图 7-3-10　岛状皮瓣　　　图 7-3-11　阴茎背浅动、静脉、深层皮下组织与阴茎皮肤分离

（3）用可吸收线连续缝合皮瓣成皮管（图 7-3-12）。

（4）做阴茎头下隧道：于阴茎腹侧，用小剪刀沿阴茎海绵体白膜与膨大的阴茎头尿道海绵体间隙做分离，于舟状窝处拟做尿道口部位先剪除一小块皮肤后，戳出及扩大成隧道，使能通过 12~15F 尿道探子（图 7-3-13）。

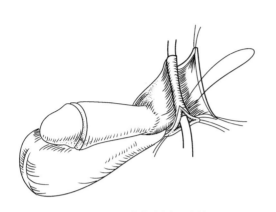

图 7-3-12　缝合皮瓣成皮管

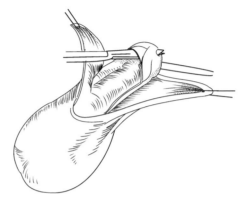

图 7-3-13　阴茎头下隧道

（5）将带蒂包皮管经阴茎一侧转至腹侧，其近端与原尿道口做斜面吻合（注意切除邻近尿道口的膜状尿道），远端经阴茎头下隧道与阴茎头吻合。近端吻合口及皮管与海绵体白膜固定数针，以防扭曲。可用血管蒂、阴囊肉膜覆盖尿道。纵行切开阴茎背侧包皮，向阴茎两侧包绕，裁剪缝合皮肤覆盖创面（图 7-3-14、图 7-3-15）。

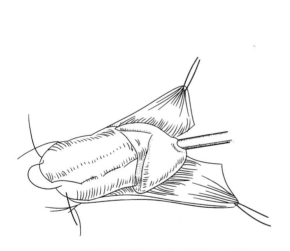

图 7-3-14　带蒂包皮管经阴茎一侧转至腹侧与阴
茎头及原尿道口吻合，血管蒂覆盖尿道

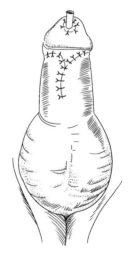

图 7-3-15　裁剪缝合皮肤覆盖创面

留置导尿管，术后 10~14 天拔出，观察排尿。

（参考视频六）

3. Duckett+Duplay 尿道成形术　对尿道缺损长的尿道下裂，Duckett 尿道成形术的带蒂包皮管不能弥补尿道缺损时,在尿道口周围做一 U 形切口,做局部的 Duplay 尿道成形,即 Duckett+Duplay 尿道成形术(图 7-3-16~ 图 7-3-19)。

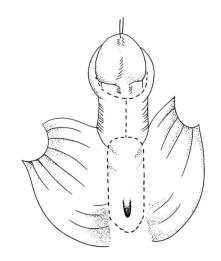

图 7-3-16　尿道口周围做一 U 形切口

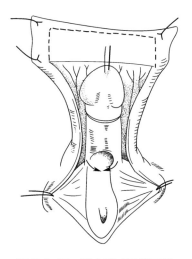

图 7-3-17　缝合形成近端尿道

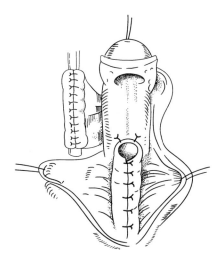

图 7-3-18　局部的 Duplay 尿道成型

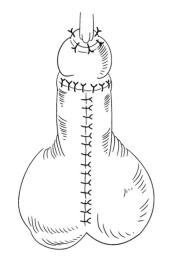

图 7-3-19　Duckett+Duplay 尿道成型

(参考视频七)

4. 以尿道口为基底的阴茎包皮瓣尿道成形术(Koyanagi 手术)　Koyanagi 等于 1984 年首次报道以尿道口为基底的阴茎包皮瓣尿道成形术(Koyanagi 手术),应用于重型尿道下裂的一期修复。早期手术的并发症较高,但其独特的皮瓣设计还是引起了关注。经过多年的临床实践,不断出现一些改良 Koyanagi 手术,取得较为令人满意的效果。

　　(1)距冠状沟 0.5~0.8cm 处环形切开包皮,在 Buck 筋膜浅层脱套包皮,切断阴茎腹侧的尿道板及纤维索带,矫正阴茎下弯(图 7-3-20)。

（2）以尿道口为基底，在包皮内侧环形切开的外侧，宽0.6~1.0cm处，再做一个环形切口，形成一个"网球拍"状的皮瓣（图7-3-21）。

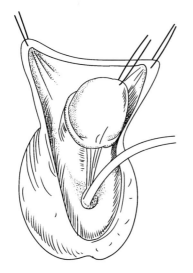

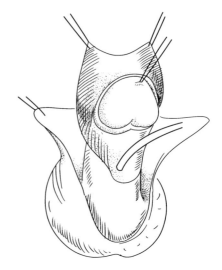

图7-3-20　环形切开包皮矫正阴茎下弯　　　图7-3-21　环形切口形成"网球拍"状皮瓣

（3）在阴茎背侧12点钟方向切断包皮瓣，形成一个Y形皮瓣（图7-3-22）。

（4）阴茎根部游离皮瓣两臂及尿道板（图7-3-23）。

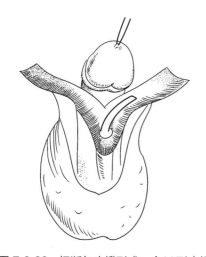

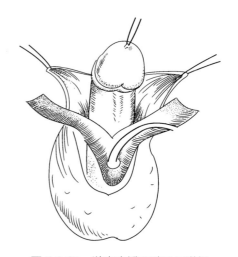

图7-3-22　切断包皮瓣形成一个Y形皮瓣　　　图7-3-23　游离皮瓣两臂及尿道板

（5）缝合皮瓣两臂内侧缘，形成新尿道的背侧壁，缝合尿道板（图7-3-24）。

（6）包皮瓣的外侧缘卷管形成新尿道（图7-3-25）。

（7）纵行切开阴茎背侧包皮，向阴茎两侧包绕，裁剪缝合皮肤覆盖创面（图7-3-26）。

5. 改良 Koyanagi 手术（Koyanagi-Hayashi 尿道成形术）

（1）距冠状沟0.5~1.0cm处环形切开包皮，切口深达Bucks筋膜，将包皮脱套至阴茎根部，切断阴茎腹侧的尿道板及纤维索带矫正阴茎下弯（图7-3-27~图7-3-29）。

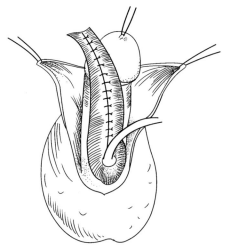

图 7-3-24 缝合皮瓣两臂内侧缘形成尿道板

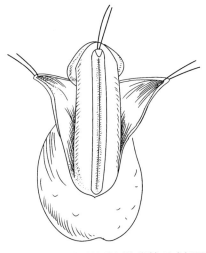

图 7-3-25 包皮瓣的外侧缘卷管形成新尿道

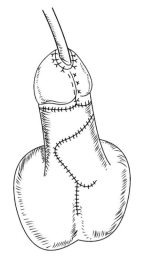

图 7-3-26 裁剪缝合皮肤覆盖创面

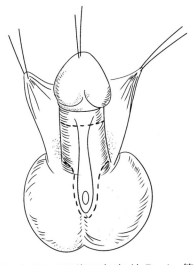

图 7-3-27 环形切开包皮,达 Bucks 筋膜

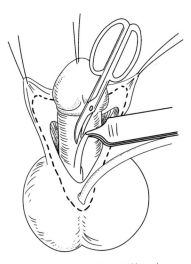

图 7-3-28 矫正阴茎下弯

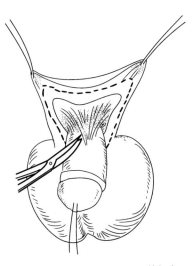

图 7-3-29 包皮脱套至阴茎根部

（2）以尿道口为基底沿尿道板两侧做一 U 形切口，两侧平行于环切包皮切口缘向背侧延伸，保留包皮宽 0.6~0.8cm，在阴茎背侧包皮处汇合，形成一个"网球拍"样皮瓣（图 7-3-30、图 7-3-31）。

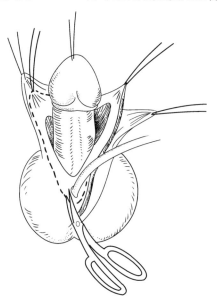

图 7-3-30　沿尿道板两侧做一 U 形切口在阴茎背侧包皮处汇合

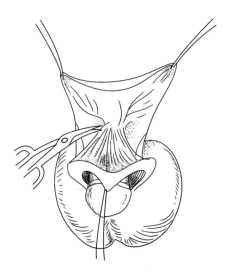

图 7-3-31　形成一个"网球拍"样皮瓣

（3）解剖分离包皮瓣的筋膜血管蒂，在背侧包皮瓣血管筋膜蒂正中无血管区，打开一个纽扣状的孔，将阴茎通过该孔牵出把包皮瓣转至阴茎腹侧（图 7-3-32）。

（4）连续缝合包皮瓣内侧切口形成新尿道的背侧壁，再连续内翻缝合尿道板及包皮瓣外侧缘形成新尿道（图 7-3-33、图 7-3-34）。

（5）通过正中劈开阴茎头腹侧或打隧道的方式将新尿道口成形于阴茎头正位。纵行切开阴茎背侧包皮，向阴茎两侧包绕，裁剪缝合皮肤覆盖创面（图 7-3-35）。

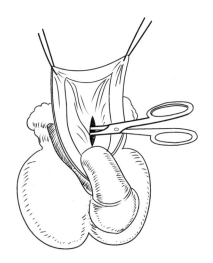

图 7-3-32　背侧包皮瓣血管筋膜蒂正中无血管区，打开一个纽扣状的孔，将阴茎通过该孔牵出把包皮瓣转至阴茎腹侧

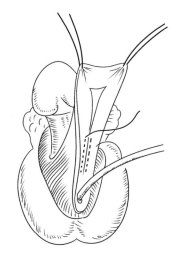

图 7-3-33　缝合包皮瓣内侧切口形成新尿道的背侧壁

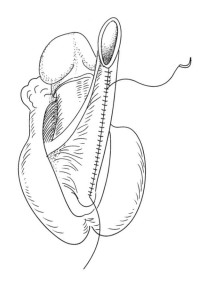

图 7-3-34　缝合尿道板及包皮瓣外侧缘形成新尿道

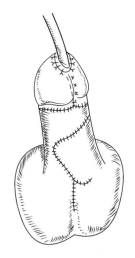

图 7-3-35　裁剪缝合皮肤覆盖创面

与原 Koyanagi 术式比较,本术式的特点在于在外层切口时仅切开皮肤层,保留了足够的血管筋膜组织支持皮瓣,皮瓣的血液供应更好。

6. 游离移植物尿道成形术　游离移植物尿道成形术,是将自体其他部位的黏膜或皮瓣移植到阴茎上形成尿道。常用的移植物包括口腔膜、膀胱黏膜或皮瓣、包皮内外板等。由于游离的移植物本身无血液供应,其存活依赖血管再生和血液循环的建立。如血液供应较差,容易导致移植物缺血、挛缩,进而形成尿瘘,尿道狭窄,甚至移植物坏死。因此,该术式主要应用于不能应用带蒂皮瓣代尿道及多次手术后局部取材困难的病例。

(二)分期尿道成形术

重度尿道下裂包括阴茎阴囊型和会阴型,其治疗是一期手术还是分期手术一直存在争议。重度尿道下裂的病例大多合并严重的阴茎下弯,通常需要切断阴茎腹侧尿道板进行尿道重建。由于缺损尿道长,手术难度大,术后可能得不到满意的外观,而且并发症较多。分期手术可以将一个很复杂的手术分解成两个相对简单的手术,即一期阴茎伸直、二期再做尿道成形。

1. 分期手术手术适应证

(1)纤维化尿道板造成的重度阴茎下弯(>45°)需切断尿道板才能达到充分的弯曲矫正,同时造成长段尿道缺损。

(2)局部皮肤材料不足以完全矫形。

(3)阴茎发育不良、阴茎头窄小,一期手术难以达到正位开口。

(4)严重的阴茎阴囊转位,其矫正可能因创伤范围过大而危及成形尿道。

(5)背侧包皮皮肤量不足或其形态、血液供应模式不适合取带蒂皮瓣重建尿道。

(6)勉强一期手术难以得到可接受的外观。

(7)手术医生对尿道下裂手术矫治经验不多。

不同的分期手术的差异主要在第一期,通常第二期手术要根据患儿的具体情况采用原位皮瓣卷管(Duplay)、纵切卷管(Snodgrass)、Thiersch 等方法。

2. 分期尿道板重建卷管尿道成形术

一期手术

（1）Byars 手术：本术式适用于阴茎头发育不良的重度尿道下裂。在充分矫正阴茎下弯的基础上将背侧包皮转移至腹侧，预铺平整，形成尿道床。同时纵行切开阴茎头部尿道板，深度达白膜层，裁剪包皮并填入阴茎头缺损区（图 7-3-36、图 7-3-37）。

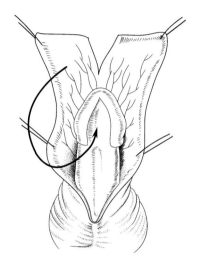

图 7-3-36　纵行切开阴茎头部尿道板背侧包皮转移至腹侧

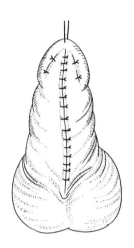

图 7-3-37　裁剪包皮并填入阴茎头缺损区

Arshad 对 Byars 手术进行了改良，在矫正阴茎下弯后，背侧包皮正中切开，转移至腹侧，阴茎头腹侧尿道板两侧翼纵行切开，深达白膜。修剪包皮后将其填入尿道板两侧的缺损区，近端预铺平整，形成尿道床（图 7-3-38、图 7-3-39）。

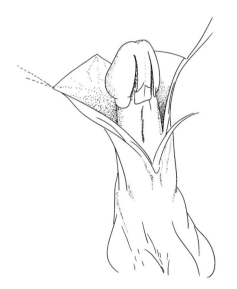

图 7-3-38　尿道板两侧翼纵行切开，包皮正中切开转移至腹侧

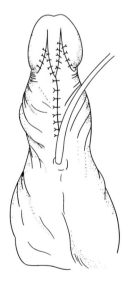

图 7-3-39　修剪包皮后将其填入尿道板两侧的缺损区

（2）Bracka 手术：有过手术史的重度尿道下裂患者，局部皮肤缺乏，有较多瘢痕组织适用于本术式。在充分矫正阴茎下弯后，切除阴茎腹侧僵硬、狭窄的尿道和瘢痕组织，尿道口退至近侧，阴茎头腹侧剖开，取口腔黏膜片或皮片移植于尿道口至阴茎头间皮肤缺损区预铺尿道床。

1）在预定切除的组织边缘画线（图 7-3-40）。

2）沿标记线切开（图 7-3-41）。

3）切除阴茎腹侧的瘢痕组织（图 7-3-42）。

4）将移植物移植至皮肤缺损区（图 7-3-43）。

（3）扁平、宽大、发育良好的阴茎头可以保留作为尿道床的一部分，将阴茎背侧包皮从正中纵行劈开后从阴茎两侧转至阴茎腹侧，修复阴茎腹侧创面，预铺尿道板。

二期手术：应用改良 Snodgrass 术式完成尿道成形。

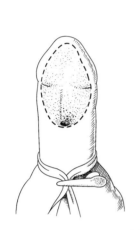

图 7-3-40　在预定切除的组织边缘划线

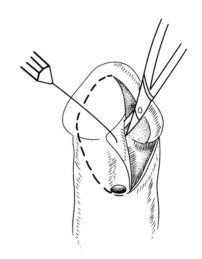

图 7-3-41　沿标记线切开

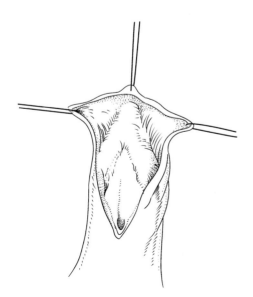

图 7-3-42　切除阴茎腹侧的瘢痕组织

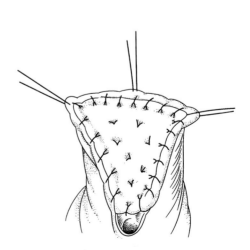

图 7-3-43　将移植物移植至皮肤缺损区

3. 分期尿道板重建卷管尿道成形术

二期手术：多采用原位皮瓣卷管（Duplay）、纵切卷管（Snodgrass）、Thiersch 等方法。

改良 Snodgrass 二期尿道成形术

（1）一期手术后尿道缺损部位周边画线（图 7-3-44）。

（2）在尿道板上做从尿道口至舟状窝宽 0.6~0.8cm 的平行切口（图 7-3-45）。

（3）分离两侧阴茎头翼瓣，于尿道板中央纵行切开达阴茎海绵体白膜层（图 7-3-46）。

（4）向两侧分离，使其可以围绕 F8~F10 导尿管缝合成尿道（图 7-3-47）。

（5）关闭阴茎头翼瓣成形尿道，裁剪缝合阴茎皮肤（图 7-3-48）。

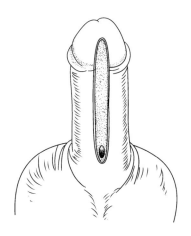

图 7-3-44 尿道缺损部位周边划线

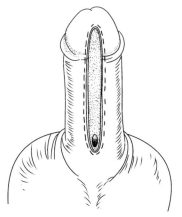

图 7-3-45 尿道口至舟状窝宽约 0.6~0.8cm 的平行切口

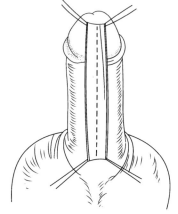

图 7-3-46 分离两侧阴茎头翼瓣，尿道板中央纵行切开达阴茎海绵体白膜层

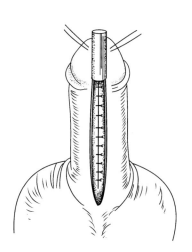

图 7-3-47 围绕 F8~F10 导管缝合成尿道

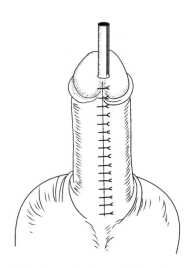

图 7-3-48 关闭阴茎头翼瓣成型尿道，裁剪缝合阴茎皮肤

4. 分期 Duckett 尿道成形术　近年有学者报道利用包皮岛状皮瓣术式分期治疗重度尿道下裂。

（1）一期手术

1）距冠状沟 1.0cm 环形切开包皮内板,阴茎背侧的切口达 Buck 筋膜,阴茎腹侧切断尿道板,显露白膜。将阴茎皮肤呈脱套状退至阴茎根部。尽量剥除阴茎腹侧纤维组织使阴茎完全伸直。

2）横向裁剪阴茎背侧内外板交界处包皮,分离出供应其血运的血管蒂,取带蒂岛状皮瓣宽度为 1.2cm,长度根据背侧包皮的组织量、形态、血液供应模式来确定,但至少应当长于阴茎头皮下隧道的长度。缝合成管状并转至阴茎腹侧（图 7-3-49）。

3）将包皮岛状皮管一端自阴茎头皮下隧道穿出至阴茎头舟状窝,形成正位尿道外口,另一端在阴茎腹侧做成尿道造口,利用包皮岛状皮瓣的血管蒂覆盖尿道（图 7-3-50、图 7-3-51）。

4）将阴茎背侧皮肤正中劈开包绕阴茎缝合覆盖创面（图 7-3-52）。

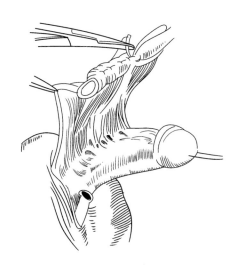

图 7-3-49　带蒂岛状皮瓣缝合成管状形成尿道

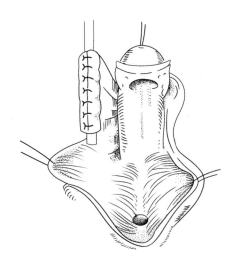

图 7-3-50　将缝合的尿道转移至腹侧

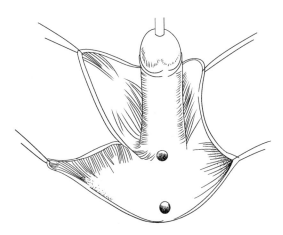

图 7-3-51　缝合的尿道一端与阴茎头舟状窝吻合
另一端于阴茎腹侧做尿道造口

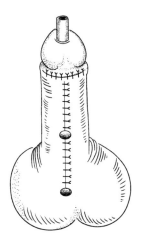

图 7-3-52　裁剪包皮覆盖创面,
缝合包皮

（2）二期手术 一期手术后 6~12 个月行二期手术。

1）包皮岛状皮管近端口与原尿道口之间做两平行切口,切口在尿道口近端和包皮岛状皮管的远端相连（图 7-3-53、图 7-3-54）。

2）缝合切开的两 U 形皮瓣成形尿道（图 7-3-55）。

3）切开阴茎腹侧及部分阴囊皮肤,先将阴茎皮下组织或阴囊肉膜覆盖成形的尿道,然后缝合阴茎皮肤切口（图 7-3-56）。

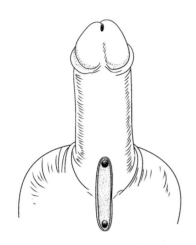

图 7-3-53 包皮岛状皮管近端口与原尿道口之间划两平行线

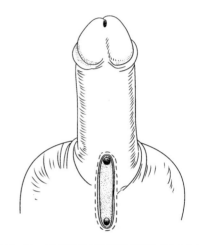

图 7-3-54 沿所设计的切口切开,切口在尿道口近端与包皮岛状皮管的远端相连

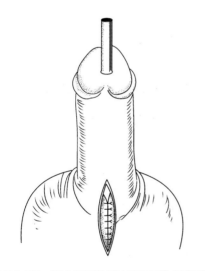

图 7-3-55 缝合切开的两 U 形皮瓣成型尿道

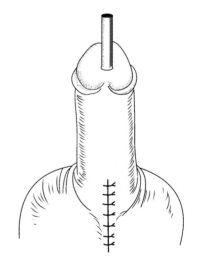

图 7-3-56 缝合阴茎皮肤切口

三、无阴茎下弯的尿道下裂手术

尿道口位于阴茎体前端的前型尿道下裂占多数,而且少有阴茎下弯。本类手术特点是可用异位尿道口远端尿道板作为修复尿道的部分材料,手术相对简单,成功率要高于合并阴茎下弯的病例。

（一）尿道口前移、阴茎头成形术（meatal advancement and glanuloplasty incorporated procedure. MAGPI）

1. 向尿道口远端纵向切开阴茎头舟状窝背侧 0.2~0.3cm（图 7-3-57）。

2. 横向缝合伤口 3~5 针，使尿道口前移（图 7-3-58、图 7-3-59）。

3. 距冠状沟 1.0cm 环形切开包皮至 Buck 筋膜，将阴茎皮肤呈脱套状退至阴茎根部（图 7-3-60）。

4. 用神经拉钩或缝线，提起阴茎腹侧冠状沟皮肤，纵向褥式缝合后加固了前移的尿道口（图 7-3-61~ 图 7-3-63）。

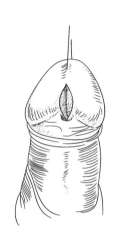
图 7-3-57 尿道口远端纵向切开阴茎头舟状窝背侧

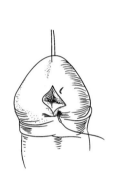
图 7-3-58 横向缝合伤口 3~5 针

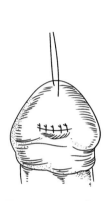
图 7-3-59 尿道口前移

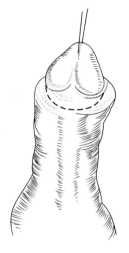
图 7-3-60 环形切开包皮，阴茎皮肤呈脱套状退至阴茎根部

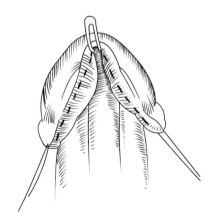
图 7-3-61 提起阴茎腹侧冠状沟皮肤

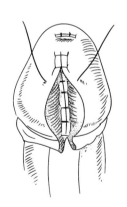
图 7-3-62 纵向褥式缝合

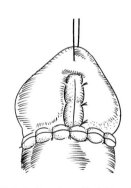
图 7-3-63 加固前移的尿道

5. 纵向切开阴茎背侧包皮，呈围巾式从两侧包绕阴茎，裁剪缝合阴茎皮肤 MAGPI 操作简单，效果良好。适用于阴茎头型、冠状沟型尿道下裂。

（二）尿道口基底血管皮瓣法（翻斗式皮瓣，Mathieu 或 flip-flap 法）

1. 在阴茎头上画线做切口标记（图 7-3-64）。

2. 按标记沿尿道口两侧平行切口,切口宽度不小于 0.5cm。远端至舟状窝顶,近端至与尿道缺损相等的长度。阴茎头处切口深达显露阴茎海绵体白膜。阴茎处切口亦切近 Buck 筋膜,显露白膜。

3. 距冠状沟 0.5~1.0cm 环形切开包皮,将阴茎皮肤呈脱套状退至阴茎根部。

4. 分离出两侧阴茎头翼瓣及尿道口基底皮瓣。分离皮瓣时注意保护尿道口基底血运。翻转皮瓣与尿道板处切口做吻合(图 7-3-65)。

5. 缝合阴茎头翼,尿道口位于舟状窝处(图 7-3-66)。

6. 裁剪缝合阴茎皮肤(图 7-3-67)。

Mathieu 手术适用于冠状沟型、冠状沟下型及尿道口位于阴茎体前 1/3 的病例。

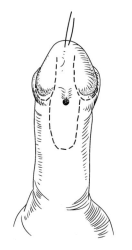

图 7-3-64　阴茎头上划线做切口标记

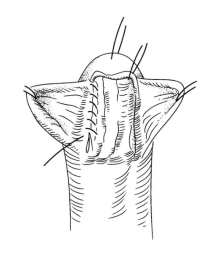

图 7-3-65　分离出两侧阴茎头翼瓣及尿道口基底皮瓣,翻转皮瓣与尿道板处切口做吻合

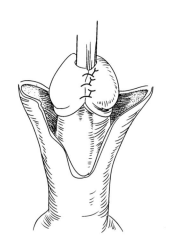

图 7-3-66　缝合阴茎头翼,尿道口位于舟状窝处

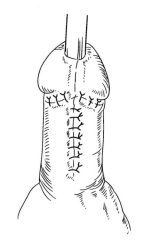

图 7-3-67　裁剪缝合阴茎皮肤

(三)加盖岛状皮瓣法(onlay island flap 法)

其特点是保留尿道板,用带蒂岛状皮瓣与之吻合形成新尿道。

1. 在尿道板上做从尿道口至舟状窝宽约 0.5cm 的平行切口,成为新尿道的背侧壁(图 7-3-68)。

2. 距冠状沟 1.0cm 处环形切开包皮,将阴茎皮肤呈脱套状退至阴茎根部。

3. 根据尿道缺损长度,于阴茎背侧包皮内板或内、外板交界处做相应长度,宽 0.5~1.0cm 的带蒂皮瓣(图 7-3-69)。

4. 分离出两侧阴茎头翼。将岛状皮瓣转移至腹侧,与尿道板吻合。用血管蒂、肉膜覆盖尿道(图 7-3-70~ 图 7-3-72)。

5. 缝合阴茎头翼,裁剪缝合阴茎皮肤(图 7-3-73、图 7-3-74)。

本术式适用于尿道板发育好,尿道口位于阴茎体、阴茎根部的病例。

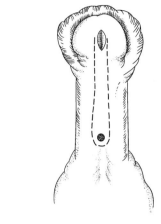

图 7-3-68　尿道口至舟状窝宽约 0.5cm 的平行切口,成为新尿道的背侧壁

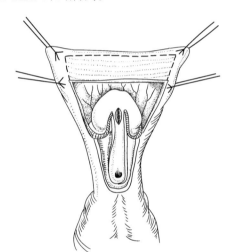

图 7-3-69　带蒂岛状皮瓣

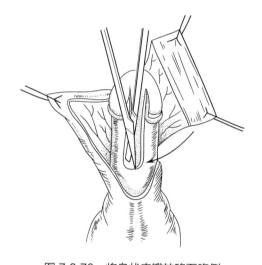

图 7-3-70　将岛状皮瓣转移至腹侧

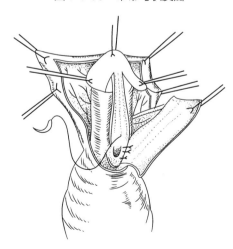

图 7-3-71　岛状皮瓣与尿道板吻合

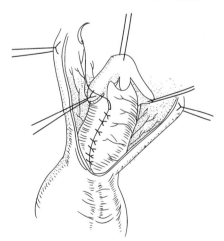

图 7-3-72　用血管蒂、肉膜覆盖尿道

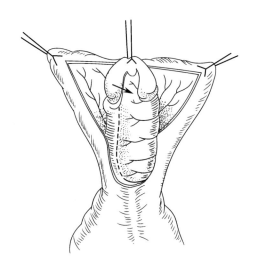

图 7-3-73　缝合阴茎头翼

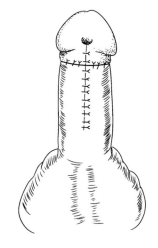

图 7-3-74　裁剪缝合阴茎皮肤

（参考视频八）

（四）尿道板纵切卷管法（Snodgrass 法）

1. 在尿道板上做从尿道口至舟状窝宽 0.6~0.8cm 的平行切口画线（图 7-3-75）。

2. 距冠状沟 1.0cm 处环形切开包皮，将阴茎皮肤呈脱套状退至阴茎根部。如有轻度阴茎下弯，应用阴茎背侧白膜紧缩术矫正阴茎下弯（图 7-3-76、图 7-3-77）。

3. 分离两侧阴茎头翼瓣，于尿道板中央做纵行切开达阴茎海绵体白膜层，向两侧分离，使其可以围绕 F8~F10 导尿管缝合成尿道（图 7-3-78~ 图 7-3-80）。

4. 取阴茎背侧皮下浅筋膜覆盖成形尿道（图 7-3-81、图 7-3-82）。

5. 关闭阴茎头翼瓣成形尿道，裁剪缝合阴茎皮肤（图 7-3-83）。

本术式适于前型尿道下裂，也可用于失败的尿道下裂修复、长段尿道瘘修补。

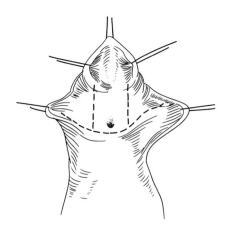

图 7-3-75　尿道口至舟状窝宽 0.6~
0.8cm 的平行切口划线

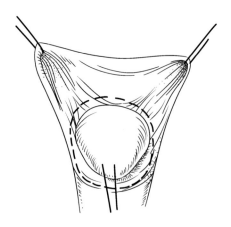

图 7-3-76　环形切开包皮

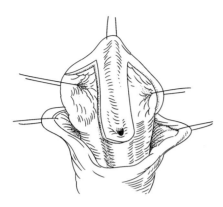

图 7-3-77　阴茎皮肤呈脱套状退至阴茎根部分离两侧阴茎头翼瓣

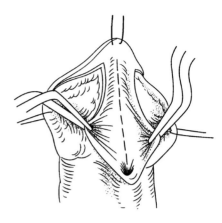

图 7-3-78　尿道板中央做纵行切开

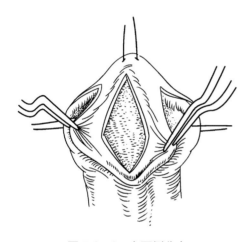

图 7-3-79　向两侧分离

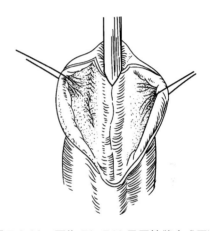

图 7-3-80　围绕 F8~F10 导尿管缝合成尿道

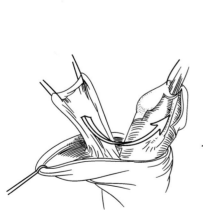

图 7-3-81　转移阴茎背侧皮下浅筋膜至腹侧

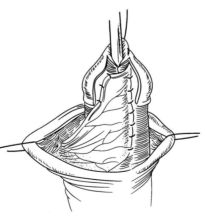

图 7-3-82　皮下浅筋膜覆盖成型尿道

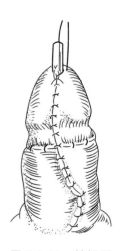

图 7-3-83　关闭阴茎头翼瓣成型尿道，裁剪缝合阴茎皮肤

（参考视频九）

四、不同类型尿道下裂的术式选择

1. 阴茎头、冠状沟型无阴茎下弯或不需要切断尿道板可矫正下弯的尿道下裂　可考虑应用 MAGPI。

2. 冠状沟、冠状沟下型及尿道口位于阴茎体前 1/3 的尿道下裂　可采用 Mathieu 或 Snodgrass 手术。

3. 冠状沟、冠状沟下型、阴茎体、阴茎根部型尿道下裂　可采用加盖岛状皮瓣法（onlay island flap 法）

4. 有阴茎下弯的尿道下裂　宜采用横裁包皮岛状皮瓣管状尿道成形术（Duckett 法）、Duckett+Duplay 法、以尿道口为基底的阴茎包皮瓣尿道成形术（Koyanagi 法）、Koyanagi-Hayashi 法。

5. 游离移植物代尿道　适用于多次手术后，阴茎局部无足够的组织可供修复用的病例。

五、无尿道下裂的先天性阴茎下弯手术

1. 远端尿道海绵体缺乏，尿道壁薄如纸。因尿道发育不良而导致阴茎下弯。手术时首先做阴茎皮肤脱套，观察阴茎下弯情况，如果轻度下弯可先尝试阴茎背侧白膜紧缩矫正下弯，保留原有尿道。如果下弯矫正不满意或因尿道壁过薄，分离时破裂，可切开尿道做尿道板，切开尿道板两侧、分离阴茎头翼瓣时切至白膜向上下松解，协助矫正下弯，然后做加盖岛状皮瓣法（Onlay）手术。

如果是重度下弯需要切断发育异常的尿道，矫正阴茎下弯。做阴茎背侧的横裁包皮岛状皮瓣转至腹侧，形成皮管，分别与尿道两断端吻合（图 7-3-84~ 图 7-3-87）。也可以切开远端发育不良尿道，按尿道下裂术式，切断尿道板，彻底矫正下弯后，做横裁包皮岛状皮瓣尿道成形术。

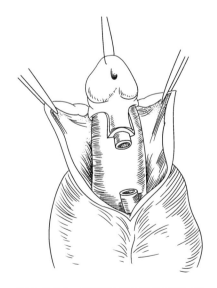

图 7-3-84　切断发育异常的尿道，矫正阴茎下弯

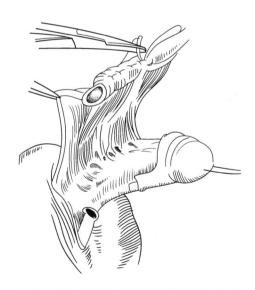

图 7-3-85　横裁包皮岛状皮瓣转至腹侧，缝合形成皮管

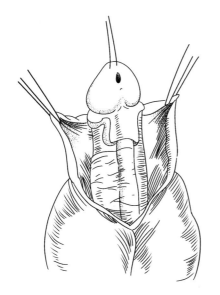
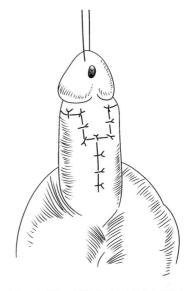

图 7-3-86　皮管分别与尿道两断端吻合　　　　图 7-3-87　裁剪包皮覆盖创面缝合

2. 阴茎体段尿道周围有海绵体,但 Buck 筋膜、皮下肉膜及皮肤异常,引起阴茎下弯,大部分病例在使用阴茎皮肤脱套后可以矫正下弯,只个别病例需切断尿道做尿道成形术。

3. 尿道周围海绵体及各层组织均正常,只是阴茎海绵体背侧白膜长于腹侧,引起阴茎下弯,缩短背侧白膜,下弯即可矫正。

第四节　尿道下裂术后并发症及处理

尿道下裂手术的结果受多种因素影响,最主要为尿道下裂严重程度和手术方式。近年来,随着尿道下裂手术方法的不断创新,操作技巧和缝合材料的改进,手术成功率有了明显提高。但总的疗效仍不令人十分满意。甚至有极少数病例经多次手术失败,出现严重的并发症。

尿道下裂修复术后,除了一般常见的术后并发症外,如出血、感染等,还有其特有的一些合并症。最常见的合并症包括尿道瘘、尿道狭窄、尿道扩张,处理有其特有的方法和要求。

一、尿道瘘

尿道瘘是尿道成形术后最多见的合并症。公认的发生率为 15%~30%。即使经验丰富技术娴熟的医生,其发生率也在 5%~10%。近年来,随着手术经验的积累,技术改进,缝合材料的改进,尿道瘘的发生率逐步下降。保留尿道板手术的尿道瘘发生率在 5% 以下,重度尿道下裂,应用横断尿道板的手术治疗,尿道瘘的发生率为 10%~20%。

(一)尿道瘘形成原因

尿道瘘形成的原因主要是做尿道成形术的材料,因其血液供应差,局部组织缺血、坏死、感染,也有因为尿道狭窄、尿液引流不畅,增加了切口张力,使其裂开。成形的尿道表面覆盖层次少也是其重要原因。而有些原因是技术性的,其中包括手术操作粗暴引起组织损伤。在尿道修复中应用血运较差的组织、应用薄的,纤维化的上皮和皮肤覆盖新建尿道、缝合技术不合理等。这些经过努力是可以避免的。

感染是尿道瘘发生的重要原因。尿道内留置的支架管或导尿管、缝合线等异物反应及尿道内分泌物引流不畅均可引起感染。

局部组织缺血进而影响成形尿道的血液供应,导致组织缺血、坏死也是尿瘘发生的重要原因。又因组织缺血坏死继而可造成感染,往往加重病情。

手术区局部积血。在阴茎下曲矫正的过程中,损伤阴茎海绵体而导致出血。如止血不彻底,术后积血可引起感染形成尿瘘。

手术方式是影响术后疗效的重要因素,因此应根据患儿年龄及阴茎发育情况选择一种合适的手术方法,各种术式术后尿瘘的发生率确有差异,手术方法选择不当,势必影响治疗效果。

(二)尿道瘘的处理

尿道瘘多发生在冠状沟及尿道吻合口处,一旦尿道瘘形成,建议 6~12 个月以后进行外科手术修复,这是创伤彻底愈合并允许瘢痕软化所需要的最少时间。

1. 术前检查

(1)排除狭窄和憩室:在修复尿道瘘之前,一定要排除是否有憩室和远端尿道狭窄。因为这些异常会导致尿道瘘的再次发生。因此尿道憩室及尿道狭窄必须先行处理后再行尿道瘘修复。

(2)明确瘘口的数量和位置:尿道瘘可能是简单、单一的,也可能是复杂、多发的。较大的瘘口可以直接看出或用探针查出,对于较小的瘘口则需要探查。可以用缝针的针尾试探瘘口(图 7-4-1)或用手指压住近端尿道,自尿道口注水,观察溢水部位,明确尿道瘘位置(图 7-4-2)。

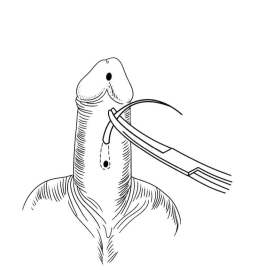

图 7-4-1　缝针的针尾试探瘘口

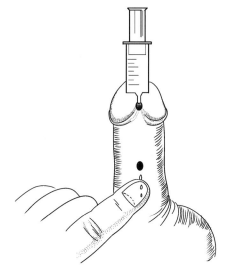

图 7-4-2　尿道口注水,观察溢水部位,明确尿道瘘位置

2. 尿道瘘的修复　尿道瘘可分为大尿道瘘,其口径大于 1.0cm,和口径小于 1.0cm 的小尿道瘘两种。

(1)小尿道瘘的修复

1)结扎法:瘘口周围环形或梭形切开,以瘘管为中心游离周围的结缔组织,使之充分松动,游离尿道瘘,剪除多余的瘘管部分。用 6-0 合成可吸收线贯穿缝扎,关闭瘘口。缝合皮下组织至少2层以增强局部防水性,缝合皮肤。这种方法适用于针眼大小的瘘口。

2)切开缝合法:沿尿道瘘口周围切开,分离皮肤、皮下组织,分别缝合尿道、缝合至少2层皮下组织以防止瘘口复发,缝合皮肤。

3)皮瓣覆盖瘘口法:在修补完尿道瘘后,用局部皮肤作成皮瓣覆盖瘘口。

Y-V皮瓣法操作方法:沿瘘口做一Y形切口,分离皮肤,皮下组织。做出三个皮片,修补尿道瘘,缝合皮下组织,用皮肤足够宽,血运最好的皮瓣插进对侧切口缝合,皮瓣完全覆盖瘘口,缝合后切口呈V形。此种方法成功率较高。(图7-4-3~图7-4-5)

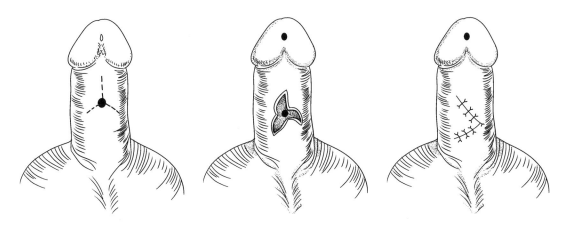

图7-4-3　沿瘘口做一Y形切口　图7-4-4　修补尿道瘘,缝合皮下组织　图7-4-5　缝合后切口呈V形

(2)大尿道瘘的修复:大尿道瘘的修复应根据瘘口的位置、大小、局部皮肤的条件而定。能利用各种皮瓣,如flip-flap(翻斗式皮瓣)、Duckett等修复效果最好。但由于尿道成形术后阴茎皮肤的正常解剖、血运结构已被破坏,没有足够的可用包皮及阴茎皮肤,适用于做岛状皮瓣的病例很少。最常用的还是就地取材的Duplay、Thierschs、Snodgrass等方法。如果尿道瘘周围皮肤充裕,可用Thierschs法。

1)Thierschs法:偏向一侧做瘘口周围切开,分离尿道瘘周围皮肤、皮下组织,翻转一侧皮肤覆盖瘘口,再缝合皮肤。由于里外两层伤口错开,减少了术后尿道瘘复发(图7-4-6~图7-4-8)。

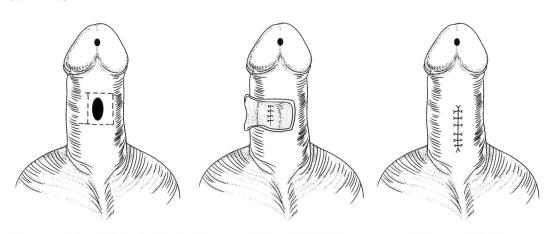

图7-4-6　偏向一侧做瘘口周围切开　图7-4-7　翻转一侧皮肤覆盖瘘口　图7-4-8　缝合皮肤

　　2）改良 Snodgrass 方法：对于瘘口很大，甚至是部分尿道缺损的病例，可以采用改良 Snodgrass 的方法治疗。

　　具体方法是近端口与远端口之间做两平行切口，切口在近端口和远端口相连。如果预计缝合尿道的皮瓣宽度不够，可在其正中纵行切开，达到增加皮瓣宽度的目的。缝合切开的两 U 形皮瓣成形尿道。游离阴茎腹侧切口周围的皮下组织，皮下组织至少缝合两层。缝合皮肤切口。此术式操作简单成，功率较高（图 7-4-9~ 图 7-4-13）。

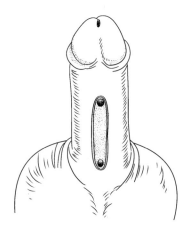

图 7-4-9　近端口与远端口之间划两平行线

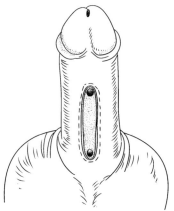

图 7-4-10　按设计切口切开，切口在近端口和远端口相连

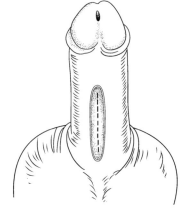

图 7-4-11　正中纵行切开

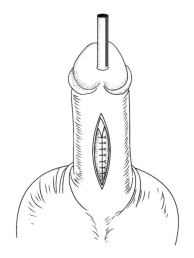

图 7-4-12　缝合切开的两 U 形皮瓣成形尿道

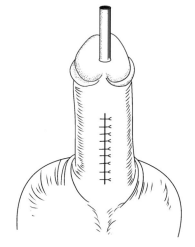

图 7-4-13　缝合皮肤切口

二、尿道狭窄

　　尿道狭窄是尿道下裂成形术后较严重的并发症，发生率为 10%~20%，如处理不及时，会导致尿瘘、尿道结石、憩室等并发症。尿道狭窄多发生在阴茎头段尿道及吻合口处。

（一）尿道狭窄形成的原因

　　尿道狭窄发生的原因与术式的选择、皮瓣切取、术中操作技巧、尿液及尿道分泌物引流、术后抗感染和局部创面处理有关。也与患者自身皮肤有关,如瘢痕体质等。

1. 尿道成形术皮瓣设计不合理,表现为皮瓣长度不够以及成形尿道外口皮瓣宽度不够,未做到越向远端越宽的原则。

2. 游离皮瓣时血管蒂受到损伤,致远端成形尿道外口血供差,术后尿道外口发生坏死、感染、瘢痕挛。

3. 成形尿道发生扭转成角。

4. 成形尿道与原尿道吻合口处因操作失误及线结反应形成瘢痕挛缩而狭窄。

5. 原尿道外口狭窄未切开或虽切除却直接与成形尿道吻合,吻合口未呈斜行,造成狭窄。

(二)尿道狭窄的治疗

临床上可将尿道狭窄分类为单纯性狭窄和复杂性狭窄。①单纯性狭窄:未行过尿道狭窄矫正手术,狭窄位于尿道末段或狭窄长度 <0.5cm。②复杂性狭窄:狭窄长度 >0.5cm,伴复杂尿瘘或尿道憩室或阴茎弯曲,及多次手术矫正失败者。

临床处理尿道狭窄的方法很多,没有一种方法能治疗所有的尿道狭窄。要根据具体狭窄的情况和医生熟悉的方法来选择术式。大体分为非开放性手术及开放性手术两大类。

1. 非开放性手术

(1)应用尿道探子扩张尿道。

(2)尿道镜直视下球囊扩张:即采用专用球囊扩张器扩张尿道。

(3)直视下尿道内切开:应用经尿道冷刀切开及经尿道钬激光切开术最为常用。

(4)尿道内支架:尿道扩张后,植入内支架。目前钛镍合金支架应用较为广泛。

2. 开放性手术 对于长段尿道狭窄,尤其是伴有尿道憩室的患者,或非开放性手术失败的患者,应采用开放性手术。采用的方法主要是:

(1)尿道成形术 包括补片成形术及管状成形术。

(2)尿道瘢痕切除对端吻合术。

(3)尿道口短段狭窄,非手术疗法失败者,可以采用尿道口狭窄切开,尿道口成形。

(4)如果一期手术无法完成治疗,可以考虑行狭窄段切开,尿道造瘘,二期再修复尿道。

1)皮瓣转移一期矫正尿道狭窄:①经阴茎腹侧切开找到狭窄段,逐层切开狭窄段尿道。远近端达到正常尿道(图 7-4-14~ 图 7-4-17)。②设计形成局部皮瓣:根据切开的狭窄段尿

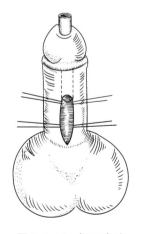
图 7-4-14 切开皮肤

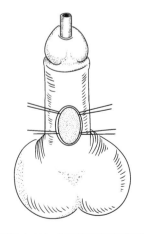
图 7-4-15 逐层切开皮下筋膜

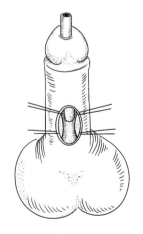
图 7-4-16 暴露狭窄段尿道

道的长度和宽度,在局部皮肤比较富裕的部位设计局部皮瓣,按设计的线切开局部皮瓣的皮肤,保留宽大的皮下组织蒂部,以保证其具有良好的血液供应(图7-4-18、图7-4-19)。③翻转局部皮瓣重建狭窄段尿道:将局部皮瓣充分游离并翻转覆盖在切开的狭窄尿道上,6-0或7-0的可吸收缝线分层缝合皮瓣边缘与尿道的创缘,重建狭窄段尿道。(图7-4-20、图7-4-21)。④游离周边皮下组织,覆盖新建尿道至少缝合两层。⑤根据创面情况,缝合创面(图7-4-22)。

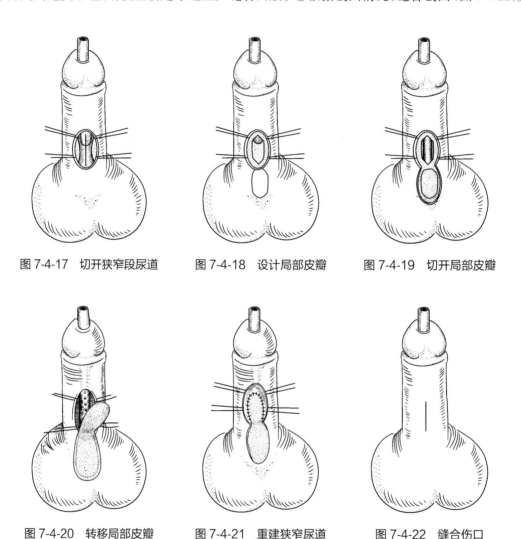

图 7-4-17　切开狭窄段尿道　　　　图 7-4-18　设计局部皮瓣　　　　图 7-4-19　切开局部皮瓣

图 7-4-20　转移局部皮瓣　　　　图 7-4-21　重建狭窄尿道　　　　图 7-4-22　缝合伤口

　　2)游离组织移植法尿道狭窄矫治术:如果局部组织匮乏,难以用皮瓣修复尿道狭窄,可以考虑采用游离移植的方法进行尿道狭窄的修复。游离移植矫治尿道狭窄可以采用一期或二期修复。如果条件好可以一期完成,否则以二期修复更为安全、可靠。

　　①阴茎腹侧纵行切开狭窄段尿道的皮肤、皮下组织,暴露出狭窄段的尿道,纵行切开,根据狭窄段尿道的长度及宽度,采取口腔黏膜或其他区域的移植物备用(图7-4-23～图7-4-27)。②尿道内插入导尿管,将游离的口腔黏膜围绕导尿管与尿道壁创面缝合,重建狭窄段尿道(图7-4-28)。③采用周围的皮下组织或睾丸鞘膜,覆盖到新建的尿道腹侧。缝合创面(图7-4-29)。

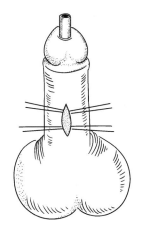

图 7-4-23　阴茎腹侧纵行切开狭窄段尿道的皮肤、皮下组织

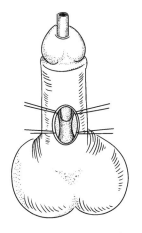

图 7-4-24　暴露出狭窄段的尿道

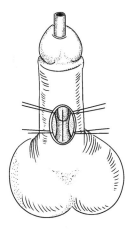

图 7-4-25　纵行切开

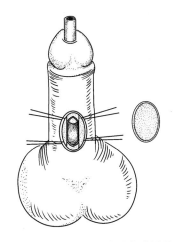

图 7-4-26　采取口腔黏膜或其他区域的移植物备用

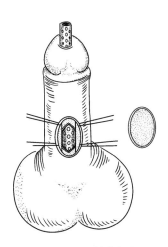

图 7-4-27　尿道内插入导尿管

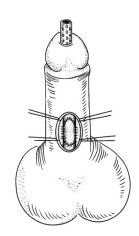

图 7-4-28　口腔黏膜围绕导尿管与尿道壁创面缝合，重建狭窄段尿道

三、尿道扩张

尿道下裂术后尿道憩室样扩张，又称假性尿道憩室、尿道膨出、继发性巨尿道等，其发病率仅次于尿道下裂术后尿道瘘、尿道狭窄。这种合并症多见于 Duckett 横裁包皮岛状皮瓣管状尿道成形术的病例。

（一）尿道憩室样扩张的成因

1. 憩室继发于远端尿道狭窄　远端尿道或尿道外口狭窄可引起近端新成形的尿道继发性扩张或尿外渗，形成袋状憩室。

2. 对于憩室远端无尿道狭窄的患儿考虑憩室形成的原因

（1）成形的尿道裁剪过于宽大。

（2）成形的尿道壁不平整，排尿时易形成涡流，加之缺乏海绵体的支撑，使形成涡流处的尿道壁向外扩张形成尿道憩室。

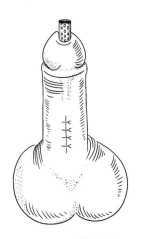

图 7-4-29　缝合创面

（3）与手术方式的选择有关：Duckett 术式较保留尿道板如 Onlay 术式术后发尿道憩室样扩张的概率高。

（4）近年来尿道瘘发生率下降，尿道憩室增多，考虑尿道憩室的形成与尿道瘘的减少有关。分析原因：当远端尿道存在梗阻引流不畅，近端新成形的尿道没有尿瘘缓解尿道壁所承受的压力，使缺乏海绵体支撑的尿道扩张形成憩室。

（二）尿道憩室的治疗

尿道憩室的治疗关键在于一定要解除尿道远端的狭窄，降低尿道内的排尿阻力。

1. 确定尿道憩室的范围和程度，通过尿道探查、尿道镜、尿道造影来确定尿道憩室的范围和程度（图 7-4-30）。

2. 纵行切开憩室部位的阴茎皮肤和皮下组织。分离切开形成憩室的尿道（图 7-4-31、图 7-4-32）。

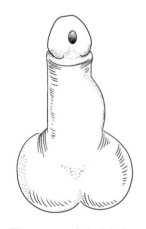 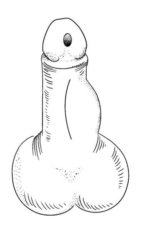 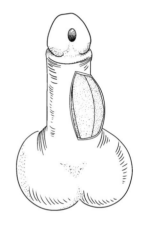

图 7-4-30　确定憩室位置　　　图 7-4-31　设计切口　　　图 7-4-32　分离憩室段尿道

3. 自尿道口插入导尿管，作为支架管及引流管。

4. 将多余的尿道壁去表皮，保留其皮下组织（图 7-4-33）。

5. 6-0 或 7-0 可吸收缝线缝合尿道壁，以去表皮的组织覆盖切口缝合至少两层。缝合皮肤（图 7-4-34~ 图 7-4-37）。

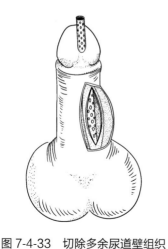 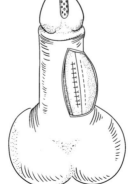 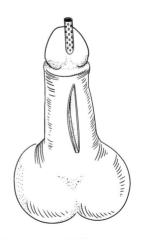

图 7-4-33　切除多余尿道壁组织　　图 7-4-34　缝合尿道壁表皮　　图 7-4-35　重叠缝合皮下组织

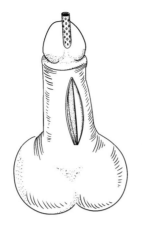
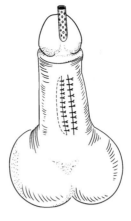

图 7-4-36 阴茎皮肤部分去表皮　　图 7-4-37 分层关闭创口

6. 术中注意事项

（1）探查憩室远近端有无尿道狭窄,如有尿道狭窄应予以解除,否则术后势必出现并发症。

（2）根据患者年龄、阴茎发育情况采用 8F 或 10F 支架管为标志裁剪适合的尿道宽度,裁剪过宽术后再次出现憩室,过窄则术后并发尿道狭窄。

（3）裁剪憩室壁多余的表皮部分,保留皮下组织,并分两层将其覆盖尿道,是减少术后尿道瘘发生的关键,此处皮下组织起到尿道海绵体的支撑作用,能有效预防尿道憩室的再次发生。

（三）尿道下裂术后并发憩室样扩张的预防措施

1. 根据患儿有无阴茎下弯、尿道外口的位置以及尿道板的发育情况、阴茎背侧包皮的血运等,综合考虑后选择合适的手术方式。Duckett 术式易发生尿道憩室样扩张,但不能因此而放弃此方法,Duckett 术式术后阴茎外观最接近正常,并能有效的矫正阴茎下弯,对于伴有阴茎下弯的重度尿道下裂目前仍是首选方法。

2. 裁剪带血管蒂的岛状皮瓣,要根据患儿的年龄、阴茎的发育情况而选择合适的宽度。

3. 动作轻柔,尽量不损伤转移岛状皮瓣的血管蒂,完整的血管蒂既能为岛状皮瓣提供良好的血运,亦能充分的覆盖吻合口,是防止术后并发症的关键。

4. 尿道外口口径尽量与成形尿道管径一致,否则造成尿道口相对狭窄而继发尿道憩室。

5. Duckett 术式皮管与原尿道外口或与 Duplay 皮管进行斜吻合,能有效防止术后吻合口狭窄的发生。

6. 术后一旦发生尿道狭窄,需尽快解除,尿道憩室与尿道狭窄有因果关系。

四、尿道成形术后并发症与手术有关的因素

1. 手术年龄　多数医生认为手术年龄在 6 ~18 个月较为合适。早期治疗可以减少患儿的心理负担。

2. 手术器械和缝线　尿道下裂的修复是精细手术,应使用整形外科的器械,并配备 1.5~2.5 倍的手术放大镜。可减少出血,手术操作更精细。使用合成可吸收线,此类缝线组织反应小,可吸收,抗感染,易于操作。

3. 切口辅料 使用敷料的目的是固定阴茎,减少水肿,防止出血,保护伤口。敷料种类包括吸水纱布、尼龙纱布、化学合成胶布、各种生物膜、可铸形硅胶泡沫等。选择时以操作方便、患者感觉舒适为标准。

4. 出血控制方法 由于阴茎血管丰富,尿道下裂手术易出血。控制出血是手术中应当重视的环节。熟悉局部解剖,准确掌握手术操作层次是减少术中出血的关键。

5. 尿液引流方法 尿道成形术后应引流尿液,常用引流的方法:耻骨上膀胱造瘘、会阴部尿道造瘘、尿道内置导尿管引流。

第二种方法已经基本不用,耻骨上膀胱造瘘引流通畅、安全,应用较多。但近年来随着手术经验积累,导尿管工艺及材质改进,尤其是高质量的 Foley 双腔气囊导尿管的应用使膀胱造瘘引流逐渐减少。

6. 术后用药 为减少疼痛,术后可应用止痛泵,可给予口服止痛药。为减少膀胱刺激症状,可给予溴丙胺太林(普鲁本辛)或颠茄等解痉药。便秘可导致阴茎切口出血,术前应洗肠,术后应给予缓泻药。术后常规应用抗生素。

7. 切口与排尿时间 术后 5~7 天切口局部无出血倾向,可拆除阴茎敷料,切口暴露,保持干燥。术后 10~14 天拔除引流管,观察排尿情况。

8. 术后活动不当 术后活动不当,可能造成成形的尿道裂开。

9. 术后应用激素 如需要应用绒毛膜促性腺激素,应于术前应用。如术后应用,最好在术后 1 年以后再用。绒毛膜促性腺激素可引起阴茎勃起,促成尿道瘘的发生。

(叶 辉)

参 考 文 献

1. 张维平. 尿道下裂及阴茎下弯. // 黄澄如. 实用小儿泌尿外科学. 北京:人民卫生出版社,2006:348-355

2. 李森恺. 尿道下裂学. 北京:科学出版社,2008

3. 黄鲁刚,张杰,黄一东,等. Koyanagi 手术治疗重型尿道下裂的发展与改良. 临床小儿外科杂志,2016,15:426-429

4. 袁森,黄桂珍,李飞,等. Duckett 联合 Duplay 术与 Koyanagi 术一期修复重型尿道下裂疗效比较. 中华小儿外科杂志,2013,34:665-668

5. 唐耘熳. 尿道下裂分期手术矫治. 现代泌尿外科杂志,2012,17:115-117

6. 田军,张维平,孙宁,等. 分期 Duckett 术式治疗重度尿道下裂的疗效评价. 临床小儿外科杂志,2016,15:439-442

7. 陈嘉波,徐浩伦,杨体泉,等. 分期 Duckett 尿道成形术的临床应用. 中华小儿外科杂志,2015,36:174-177

8. 张干林,张金明. 尿道下裂病因学研究进展. 中华小儿外科杂志,2014,35:230-232

9. Duckett JW.Hypospadias.//Walsh PC,Gittes RF,Perlmutter AD,et al.Campbell's urology.6 ed.Philedephia:Saunders,1992:1893-1916

10. Baskin LS.Hypospadias.//Coran AG,Adzick NA,Krummel TM,et al.Pediatric surgery. 7 ed. Philedephia:Saunders,2012:1531-1553

11. Lee PA,Houk CP,Ahmed SF,et al. Consensus statement on management of intersex disorders. International Consensus Conference on Intersex.Pediatrics,2006,118:e488-500.

12. Koyanagi T,Nonomura K,Yamashita T,et al. One-stage repair of hypospadias:Is there no simple method universally applicable to all types of hypospadias? .J Urol,1994,152:1232-1237

13. Emir H,Jayanthi VR,Nitahara K,et al. Modification of the Kayanagi technique for the single stage repair of proximal hypospadias.J Urol,2000,164:973-976

14. Bracka A. The role of two-stage repair in modern hypospadiology. Indian J Urol,2008,24:210-218

15. Elbakry A. Management of urethrocutaneous fistula after hypospadias repair:10 year' experience.BUJ Int,2001,35:849-850

16. Arshad AD. Hypospadias repair:Byar's two stage operationg revisited. Br J Plastsurg,2005,58:481-486

17. Duckett JW.Transversepreputial island flap technique for repair of severe hypospadias.Urol Clin Noth Am,1980,7:423

18. Duckett JW.MAGPI(meatal advancement and glanuloplasty):a procedure for hypospadias.Urol Clin Nroth Am,1981,8:513-520

19. Snodgrass W. Tubularized,incised plate urethroplasty for distal hypospadias. J Urol,1994,151:464-467

20. Snodgrass W. Snodgrass technique for hypospadias repair. Bju int,2005,95:683-685

第八章

阴茎起勃器植入治疗尿道外伤后勃起功能障碍

第一节　概　　述

阴茎勃起功能障碍（erectile dysfunction，ED）是指阴茎持续不能达到或维持足够勃起以完成满意的性生活，病程 3 个月以上。阴茎的勃起是神经内分泌调节下一种复杂的血管活动，这种活动需要神经、内分泌、血管、阴茎海绵体及心理因素的密切协同，其中任一方面的异常均可能导致 ED。外伤性勃起功能障碍是由于外伤或手术损伤阴茎勃起相关神经及血管后，导致的阴茎勃起功能障碍，占器质性 ED 的 8%。

骨盆骨折后 34%~42% 的患者合并有勃起功能障碍，骨盆骨折后合并尿道损伤的患者为 5%~25%，男性占 82%，大部分年龄在 30 岁以下，正处于性功能活跃期，严重影响患者及配偶的生活质量。经内镜下尿道吻合的患者 ED 发生率为 16%，二期尿道成形术 ED 发生率为 34%。骨盆骨折后 ED 发生率在中国非常高，常常合并有尿道损伤，即使在有经验的尿道治疗中心报道的 ED 发生率也高达 95.12%。严重的尿道内及周围组织瘢痕纤维化，在修复手术时，需要更广泛的切除瘢痕组织并大范围游离尿道，对局部血管神经的破坏加大。

勃起功能障碍的治疗历史中有三个标志性飞跃分别是 1998 年口服磷酸二酯酶 5 抑制剂药物治疗、1982 年阴茎海绵体注射血管扩张剂以及 1973 年阴茎起勃器植入疗法。这些治疗方法具备很好的疗效和安全性，使得 ED 的治疗方法得到了极大的丰富。

随着起勃器性能及植入技术的不断改善，其远期治疗效果远远好于针对阴茎血管的手术，使得针对阴茎血管的手术临床应用逐渐萎缩。医学科学技术的发展为非手术疗法不能治愈的 ED 患者提供了全新的治疗理念，经过近十年来的研究与开发，阴茎起勃器经历由单件套发展到三件套，从非膨胀型到可膨胀型的发展历程。美国泌尿外科学会和欧洲泌尿外科学会临床治疗指南均把阴茎起勃器植入术确定为男性勃起功能障碍的标准治疗方法，植入起勃器的患者日益增加，而三件套起勃器最受青睐（图 8-1-1）。

阴茎起勃器植入术被认为是男性勃起功能障碍治疗史上具有里程碑意义的治疗方法，它的适应证是一线治疗失败患者或者不愿意选择其他治疗方法的患者，该手术方法已有 40 年的历史，不影响感觉，射精，排尿，性高潮，长期有效（10 年机械寿命为 68%~89%），患者和性伙伴满意度率高（分别为 92%~100% 和 91%~100%）。但是对于骨盆骨折阴茎尿道损伤后

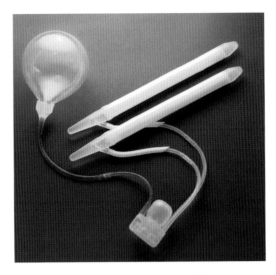

图 8-1-1　阴茎假体三件套

患者,由于解剖结构改变以及外伤后组织粘连,起勃器手术治疗对于普通泌尿男科医生仍然是一个挑战。手术难度和术后并发症较其他患者明显增加,需要系统阐述有效的手术方案和手术细节。

第二节　适应证和禁忌证

一、适应证

1. 口服药物及其他治疗无效的患者。
2. 不能接受或不能耐受已有治疗方法的患者。

二、禁忌证

1. 绝对禁忌证　存在全身、皮肤或尿道感染者。
2. 相对禁忌证
(1) 存在阴茎严重畸形、阴茎发育不良、阴茎血管瘤患者。
(2) 未经有效治疗的精神心理障碍患者,急性严重精神抑郁症。
(3) 严重人格障碍患者,动机不良、术后期望过高者。
(4) 有严重全身性疾病,如糖尿病、心、肺、肾、肝等功能严重衰竭,恶性肿瘤晚期,或全身出血性疾病。
(5) 患有活动性感染,尤其泌尿生殖道感染者,没有控制者。
(6) 患有明显的下尿路疾病,如排尿障碍、尿道狭窄、前列腺良性增生导致残余尿明显增多,或有严重的神经原性膀胱者。
(7) 需要经尿道手术者。
(8) 尿道狭窄需要手术或者反复尿道扩张和检查者。
(9) 偶发性勃起功能障碍或者具有潜在可逆性勃起功能障碍的患者。

第三节　术 前 准 备

主要目的是降低感染风险。患者手术区域应无皮炎、伤口或其他表皮损伤。对于糖尿病患者,术前应严格控制血糖。

一、术前检查

检查注意有无高血压,糖尿病,心、脑血管疾病,严重肺部疾病,有无尿路梗阻、尿道损伤、尿路感染等,并采取适当措施加以控制。

术前行男性性功能检查,包括性激素检查,阴茎海绵体彩超,夜间勃起功能监测,必要时行阴茎海绵体造影。

二、术前心理评估和谈话

1. 明确告知患者海绵体白膜的形态、弹性和大小有可能会限制白膜直径的扩张,如无法扩张手术自动中止。

2. 告知患者术后不要骑车与骑跨式运动。该活动可能会损坏阴茎支撑体,需再次手术更换。

3. 术前需告知患者阴茎起勃器植入术是勃起功能障碍治疗的最后选择,海绵体组织的破坏将使其他治疗(药物、注射、真空装置等)的基础丧失。

4. 术前须告知患者阴茎起勃器植入术是在阴茎海绵体内植入勃起装置来辅助阴茎勃起的治疗方法,与生理性勃起有所区别,起勃器植入后并不影响阴茎的感觉、性欲,但会影响逆向射精。术前如果有性高潮和射精,术后依然存在,术前如果本身没有性高潮和射精,术后也不会重新出现;大多数人阴茎起勃器诱导勃起比自然勃起长度显得要短,大体缩短2cm。

5. 术后出现并发症如感染、糜烂及机械故障需要修复或者更换阴茎起勃器,二次手术难度增加。

6. 需要向患者说明所需型号的假体的使用方法,要告知其在植入阴茎起勃器并获得手术成功以后,并不意味着此手术就一定产生满意的结果,单纯的起勃器植入仅为患者进行性交提供了足够的阴茎硬度,并不能完全保证患者及其配偶的性和谐与性满足。

三、特殊准备

1. 准备好各种型号的假体,以备选用。了解双侧阴茎海绵体是否等大,是否有阴茎硬结症,炎症与先天畸形。

2. 长期勃起功能障碍的患者,阴茎海绵体均有不同程度的萎缩,术前应该进行一段时间的负压吸引治疗,促使萎缩的阴茎海绵体组织恢复发育,减少术后并发症。

3. 术前1日应用预防性抗生素,彻底清洗会阴部与包皮腔,术前备皮。

四、麻醉

可根据需要选择硬膜外麻醉、腰麻、全身麻醉。

第四节　手　术　步　骤

1. 体位　取平卧位,臀部稍垫高,两腿略分开,可使阴茎阴囊部位暴露较清晰,方便术中阴茎海绵体远端的扩张(图8-4-1)。

2. 消毒和导尿　术前插F16号双腔导尿管,便于术中辨认尿道海绵体与麻醉后的排尿。拉直阴茎,有利于切口的准确定位(图8-4-2)。

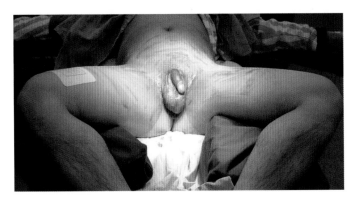

图8-4-1　手术体位

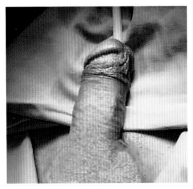

图8-4-2　拉直阴茎

3. 切口　阴茎阴囊交界处下纵切口约5cm(图8-4-3),也有术者选择横切口。但纵切口较易解剖海绵体,切口不宜过小,否则影响手术视野。

4. 暴露白膜　切开皮肤后,术者和助手用镊子提起皮肤、皮下组织和肉膜、阴茎浅筋膜、阴茎深筋膜,并同时用电刀切开各层至阴茎海绵体白膜,暴露清晰后就是白膜切口的合适位置(图8-4-4)。

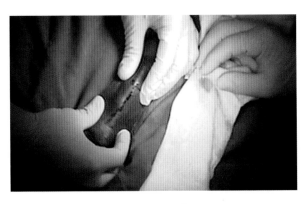

图8-4-3　手术切口

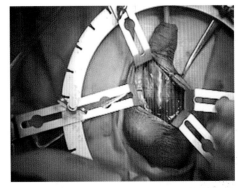

图8-4-4　分离至白膜

5. 预置缝线,切开阴茎海绵体　分别于每个阴茎海绵体白膜切口两侧用2-0无损伤可吸收缝线纵形缝合3针成两排,从中作2~3cm切口,预留缝合线可避免切口闭合时缝针刺破圆柱体(图8-4-5),提高手术安全性。白膜切口离阴茎脚根部约5cm,白膜切口高易造成连接管凸向、触及阴茎体表影响性交,还可能造成连接管打折引起排水故障以致不得不再次手术,白膜切口的高低关系手术的成败,要特别注意(图8-4-6)。

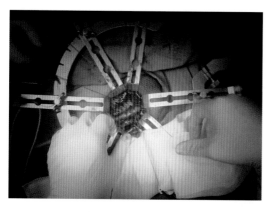

图 8-4-5　预留缝合线

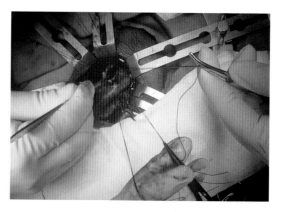

图 8-4-6　白膜切口

6. 扩张和测量阴茎海绵体　扩张器靠近白膜腔外侧从小到大逐步充分扩张海绵体（正确使用扩张器有助手术安全），扩张不充分，选择圆柱体偏短，容易造成阴茎头塌陷，分别扩张海绵体远端（图 8-4-7）和近端（图 8-4-8）。分别测量海绵体远端（图 8-4-9）和近端（图 8-4-10），以近远端长度之和选择圆柱体的长度（测量的比例约近端 1/3，远端 2/3）；或者将测量尺插入海绵体角，将阴茎拉直，至龟头的距离测到的距离即是正常长度。阴茎海绵体测量后，需要选择适当长度的圆柱体。Ultrex 和 Cx 圆柱体有如下长度：12cm、15cm、18cm、21cm，

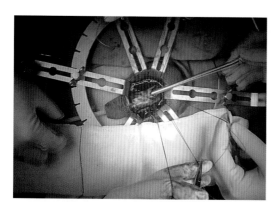

图 8-4-7　扩张海绵体远端

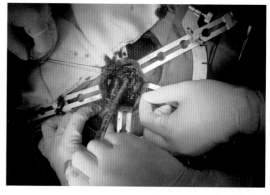

图 8-4-8　扩张海绵体近端

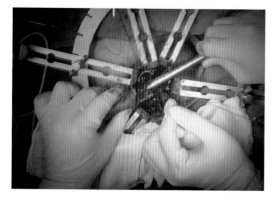

图 8-4-9　测量海绵体远端

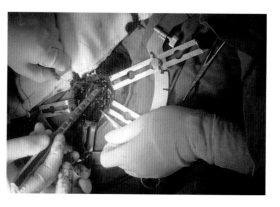

图 8-4-10　测量海绵体近端

圆柱体长度调节采用尾部加长延长帽（1cm，2cm 或 3cm）。给圆柱体充满生理盐水直至圆柱体充盈，确认不出现压力性膨胀瘤，使圆柱体不折叠可以帮助判断圆柱体植入后位置是否正确。

7. 冲洗阴茎海绵体淤血　冲洗白膜腔淤血（图 8-4-11），检验尿道有无受损，如尿道一侧受损只能安装单根圆柱体，两侧受损为防止感染手术只能中止，等待合适时机再做植入术。

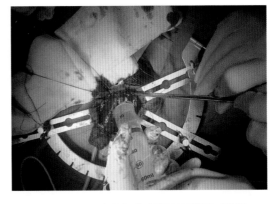

图 8-4-11　冲洗白膜腔检验尿道是否受损

8. 准备和放置阴茎起勃器　将泵管口浸入一盆生理盐水。将储液囊生理盐水充盈后排尽空气，然后排空生理盐水（图 8-4-12）。用导针器的导引针经白膜腔内从尿道口外侧 1~2cm 处穿出（图 8-4-13），牵引圆柱体至远端，圆柱体连接管夹角处必须朝上，将尾部放入近端（图 8-4-14），安放圆柱体必须平整，避免扭曲（不扭曲是手术成功的一个重要组成部分），如果需要，此时加上后部延长帽，圆柱体近端需插入阴茎海绵体近端。如果圆柱体长度合适，其近端应达阴茎脚，远端应达龟头中心，如果满足这些条件，圆柱体将平坦无张力处于海绵体内。两侧安放方法相同。

9. 植入储液囊　通过切口沿着腹股沟管外环伸入示指分离耻骨后膀胱前间隙（图 8-4-15），推开精索，找到外环口并扩大，经腹股沟管后壁筋膜达到腹直肌耻骨后间隙（耻骨后间隙放置的是否准确，关系到术者术后是否会诱发自然勃起），如果外环口无法触及或分离困难，或者对于骨盆骨折的患者，膀胱破裂的患者，耻骨后血肿粘连，不容易分离，可以选择在

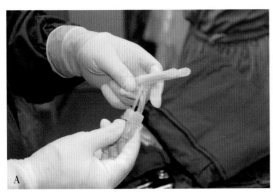

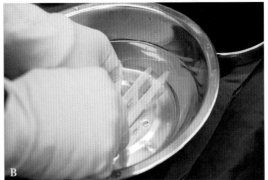

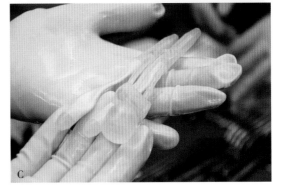

图 8-4-12　排空假体内空气
A. 排空假体内水；B. 排空假体内空气；C. 排空后状态

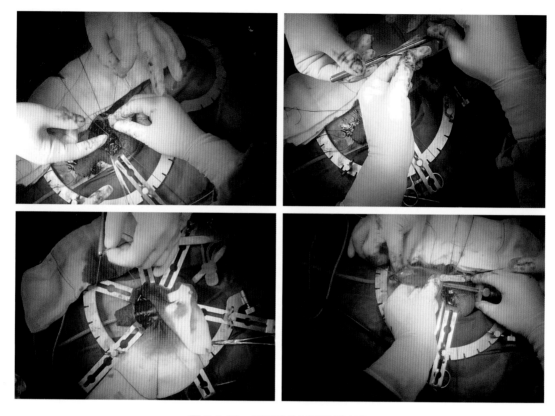

图 8-4-13　导引针从尿道外侧穿出

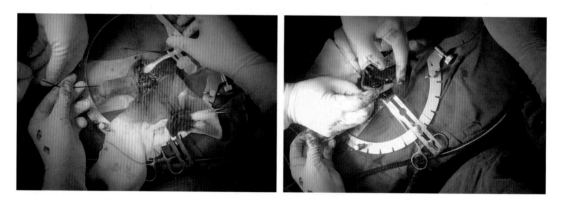

图 8-4-14　安放阴茎假体

耻骨结节后切口直视下分离(图 8-4-16),也可直接放于腹横肌下和腹横筋膜表面,尤其是目前有专门设计的扁平的储水囊用手指或无齿卵圆钳将液囊送入,如果可以触及耻骨联合后部空虚膀胱里的气囊,则表明径路是正确的(图 8-4-17)。按需平直修剪多余的连接管,然后在液囊中注满无菌生理盐水(图 8-4-18),放置准确后需测试。

10. 连接管路　连接液泵阀与储液囊,确保坚固套住接头不会脱落(坚固套住接头直接关系到手术的成败,这一点须特别注意),然后测试勃起与回落效果两次以上,确认勃起与回落效果良好(图 8-4-19)。

11. 关闭白膜切口　测试完好后,将预留的 3 针缝合线打结关闭白膜切口(图 8-4-20)。

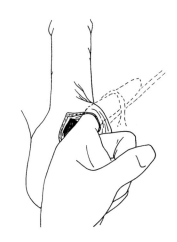

图 8-4-15　分离耻骨后膀胱前间隙

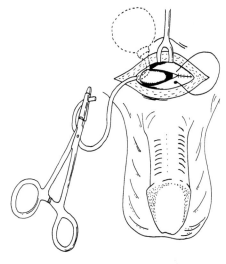

图 8-4-16　直视下分离耻骨后膀胱前间隙

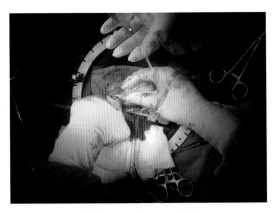

图 8-4-17　储液囊安放

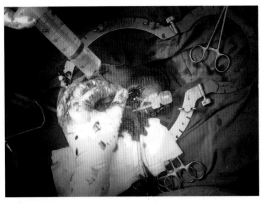

图 8-4-18　储液囊注水

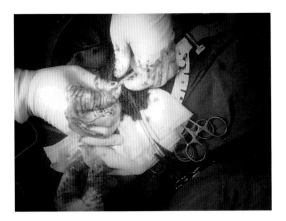

图 8-4-19　连接泵管与储液囊

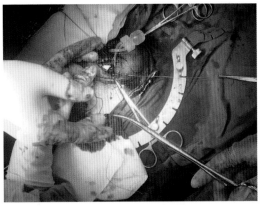

图 8-4-20　关闭白膜切口

12. 植入充吸泵 通过阴囊壁纵隔处肉膜下切口用环钳扩张分离空间形成一深窝,将泵放置在此窝内将液泵阀置于阴囊前正中肉膜下间隙(图 8-4-21~8-4-22)。

13. 放置引流 引流管从腹壁两侧引出(引流管的放置与手术安全有关,尽可能放置于腹壁两侧)(图 8-4-23),将阴茎置于半勃起,按层缝合切口(图 8-4-24)。

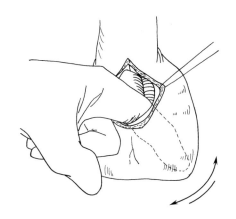

图 8-4-21 分离阴囊中隔

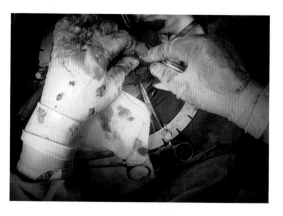

图 8-4-22 液泵放置

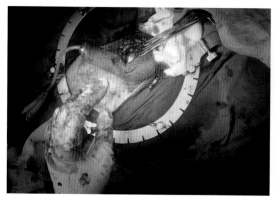

图 8-4-23 放置引流管

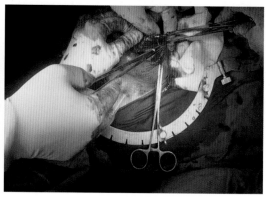

图 8-4-24 缝合关闭切口

(参考视频十)

第五节 术 后 处 理

1. 维持广谱抗生素 5~7 天,静注 2~3 天以上,口服 3~4 天。

2. 术后 24 小时内去除尿管与加压包扎,将阴茎置于萎垂状态,术后 24~48 小时淤血排完后拔除引流。术后 7 天拆线。

3. 阴茎起勃器圆柱体始终处于半勃起状态。

4. 观察阴茎头,切口及各部位有无红肿,积液与坏死。告知患者术后 3 周如有较强烈痛感,应慎重考虑有无感染可能,及时检查并处置。

5. 指导患者熟练掌握液泵阀的操作,嘱其 2 周后自我练习操作,6 周后可性交。

第六节　阴茎起勃器植入术并发症的防治

阴茎起勃器手术的并发症包括感染、机械故障、三件套假体自发膨胀、龟头膨胀感差、勃起短缩、泵体或水囊移位、柱体糜烂穿入尿道等。其中最主要的两种并发症为感染和机械故障。

一、疼痛

1. 术后疼痛　由于手术的创伤,非截瘫患者对于异物的植入及其对组织的压迫,患者可以出现阴茎与会阴部的疼痛,因个体差异也表现不同,一般阴茎部位的疼痛在 7~10 天内会明显减轻,会阴部的疼痛表现为胀痛,持续时间较长,有时可达数周,但绝大多数也在 2 个月内消退,其疼痛的原因可能是因为阴茎脚周围的神经分布比较丰富,起勃器压迫阴茎脚所致。

2. 持续性疼痛　阴茎的感觉神经很丰富,所以在植入起勃器后会有阴茎及会阴部的疼痛感,通常几周后消失。如果因为起勃器较长或者位置不正确所致,常持续 6 周以上。起勃器过长引起的持续疼痛根据其表现不同,处理方法也不同,如果疼痛并非十分剧烈,阴茎头血液供应尚可,阴茎头触痛较轻,可以采用保守方法进行观察治疗。如果患者感觉疼痛难忍,阴茎头外观血供不良,摩擦和触摸时疼痛剧烈,这种情况下应该考虑更换起勃器,防止过长的起勃器长期压迫阴茎海绵体白膜,造成白膜缺血坏死,起勃器穿出。

3. 预防　防止以上情况出现的关键在于术前对外生殖器进行负压吸引治疗,改善海绵体白膜弹性,尽可能地促使萎缩的海绵体组织恢复发育,同时备好各种型号的起勃器,术中应仔细测量海绵体全长。如果疼痛为起勃器位置不正确,如中隔穿孔所致假体交叉到对侧,这种情况应及时手术矫正。

二、感染

感染是阴茎起勃器植入手术破坏性较大的并发症之一。术后可能会发热,术后第一天体温可能会超过 38℃,但以后的 2~3 天,体温应在 38 度以下,多数在 37~37.5℃的范围,并很快恢复正常,如果体温表现为持续性低热,尤其是切口愈合不良,血象持续偏高的情况下,可能是起勃器感染的表现。感染一旦发生,应该取出阴茎起勃器并使用抗生素,并于 6~12 个月后再行起勃器植入。如行同期二次起勃器植入,应在取出阴茎起勃器后,使用多种药物充分冲洗阴茎海绵体腔,再行起勃器植入,手术成功率可达82%。目前可膨胀性起勃器设计改进的主要目的是降低感染风险,术中精细操作联合使用合适抗生素预防革兰阴性菌和阳性菌感染,可使感染率降到 2%~3%。抗菌涂层技术和亲水涂层技术的应用,感染率可降至1%。糖尿病是感染的高危因素。在脊髓损伤患者,起勃器感染和糜烂发生率可达9%。基于其他植入物手术的研究结果,使用革兰阴性和阳性细菌都适用的广谱抗生素,可有效延长植入物的使用期。较常用的抗生素包括氨基糖苷类、万古霉素、头孢菌素类和喹诺酮类抗生素,通常于术前使用,并维持到术后24~48 小时。

三、机械故障

随着设计的不断改进,最常用的三件套阴茎起勃器 5 年机械故障率低于 5%。有连接管扭曲、漏液、泵失灵、圆柱体局部球样隆起等。

1. 自发性勃起 某些产品增加了关闭阀门,以防止自发膨胀。相关研究发现改进型起勃器自发膨胀发生率 1.3%,而无关闭阀门起勃器的自发膨胀率为 11%。阴茎起勃器植入患者,术后可能需要行 MRI 检查,以评价起勃器状况或诊断其他疾病。放置储液囊的空间太小或接近肌肉都有可能导致自发性勃起。在某些肌肉发达的患者,当行深吸气憋气动作或收缩腹肌时,腹内压力可增高 30mmHg 以上,也会诱发勃起。在"机械性"性交时,感情投入不够会导致无性感高潮和射精延迟。

2. 连接接头脱落 大多由于没有正确连接接头,或个别患者用力拉扯连接管所致。术后骑自行车可能对连接管反复摩擦,会损伤连接管导致损伤。

3. 预防

（1）术中注意避免损伤起勃器。

（2）术前检查起勃器有无泄漏。

（3）圆柱体直径应较隧道小 0.5cm。

（4）充盈时不要过分扩张圆柱体或储液囊。

（5）防止连接管扭曲。

（6）手术中关闭切口前再次进行检验。

四、穿孔

有穿孔并损伤尿道、白膜、会阴的可能。

1. 海绵体白膜穿孔 发生海绵体白膜穿孔的原因多数由于术中粗暴扩张引起,尤其向下扩张海绵体脚时容易发生。只要用扩张器靠近白膜腔外侧从小到大逐步扩张海绵体白膜,并用手保护阴茎适度用力,一般都不会发生海绵体白膜穿孔。海绵体白膜穿孔可发生在近端或远端,多由于暴力或过度的扩张引起,特别是使用过细或过粗的扩张器,前列腺癌激素治疗后组织活力差,或者海绵体纤维化患者容易造成白膜穿孔。发生海绵体近端白膜穿孔时可发现扩张器位置异常,或所测定的长度有变化。一般两侧长度之差超过 1cm 以上,就要考虑是否扩张不充分或穿孔,当然在一些患者如骨盆骨折或者肉瘤行半盆切除,或者放射治疗后的患者两侧会不一样长。发生海绵体白膜穿孔特别是远端穿孔可造成圆柱体位移伴发感染或糜烂,龟头支持不全或成角畸形等并发症。阴茎角为八字形,记得八字的方向,不可垂直向下。从大中号开始,避免从最小号开始,容易导致穿孔。越小越容易穿孔,一般从 F9 开始扩张。海绵体白膜穿孔多需要进行修补,必要时也可以选用 Gor-Tex 或 Dacron 等材料修补。如果是近端穿孔不必修补,只需加个延长帽,因为新的假体后端有锁定装置不会脱落,只需要把连接管也在与对侧未穿孔圆柱体相同的部位固定就可以了。如果远端穿孔大需要修补,如果穿孔不大只要留置导尿管 3 周后再行手术,也有一些医生作一个人工尿道下裂,修补后直接植入假体。

2. 海绵体纵隔交叉穿孔 海绵体纵隔交叉穿孔主要原因也是术中扩张用力方向不当,或部分患者阴茎海绵体前端海绵体腔狭窄。只要在扩张时注意海绵体的生理弯曲,扩张器靠近白膜腔外侧从小到大逐步充分扩张海绵体白膜,一般不会发生海绵体纵隔交叉穿孔。

阴茎纵隔组织不够强大,容易交叉穿孔:表现为勃起时阴茎畸形,放置困难,如果穿孔了先扩张好的一边,然后留置扩张器,再扩张另一边,然后直接放置合适后,海绵体交叉穿孔一般不需要修补,不影响手术进程。

3. 尿道穿孔 尿道穿孔较少见,常见于海绵体纤维化或其他扩张困难的患者。扩张时不要太用力,慢慢冲着海绵体解剖长轴方向均匀用力即可。不要冒然用力。尤其到了龟头时,过度用力和向内侧腹侧扩张时容易导致尿道穿孔。将龟头用拇指和示指把龟头固定住向外背侧扩张就可避免尿道穿孔和扩张不充分。尿道穿孔常见于阴茎腹侧纵形切口用力过度引起,当发生尿道穿孔时应先行尿道修补术,并放置导尿管,待尿道愈合后延期施行起勃器植入术。海绵体扩张过程中,如果扩张器从尿道穿出或海绵体扩张后尿道出血,抗生素冲洗时有冲洗液漏出来可诊断尿道穿孔。如果怀疑尿道穿孔应放弃起勃器植入施行尿道修补术,待4~6周尿道裂口愈合后再施行起勃器植入术。迟发性尿道损伤常合并近尿道口糜烂,圆柱体损伤或突出于后尿道,较少发生这种现象。应指导患者不要将阴茎长期置于勃起坚挺状态;在植入阴茎支撑体时,不要选择过长与过大型号,避免圆柱体从尿道穿出。圆柱体自尿道穿出既可能是术中扩张时损伤尿道没有被发现,也可能是支撑体侵蚀所致(图8-6-1),也可以继发于粗暴的膀胱尿道内镜检查术后。发生迟发性尿道损伤多需要拔除假体修补尿道,4~6周后再进行假体植入术。

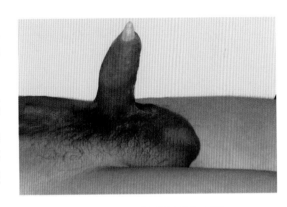

图8-6-1 圆柱体尿道穿出图

五、阴茎缩短

发生阴茎缩短的原因多是选择圆柱体偏短所致,可膨胀阴茎支撑体植入术时,术中选择圆柱体不应缩短,只要依据实际测量尺寸选择圆柱体多可避免这一现象。国外男科学家认为很多患者术后会有阴茎缩短感,但国内尚未有统一认识。

六、阴茎头塌陷

阴茎头塌陷多因为海绵体扩张不充分,选择支撑体过短所致,因此术后应将阴茎向上固定在下腹部4~6周。阴茎真性塌陷与手术无关,需要手术纠正,矫正向下弯多见,把在弯曲的对侧将龟头和海绵体缝合,只需切一个半月形切口。将弯曲侧背面的龟头和白膜缝合固定到合适位置(图8-6-2)。一般用可吸收线,如果没放假体最好用不可吸收线。

七、液囊移位或脱出

阴茎支撑体植入后移位情况罕见。发生原因为术中没有将液囊正确放置到耻骨后膀胱前间隙。泵向上移位常发生在愈合过程中提睾肌收缩有关。如果发生泵上移,泵可能位于阴茎基地部,造成泵操作困难,影响性交时插入深度。

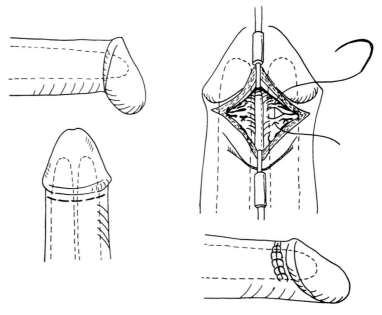

图 8-6-2　背侧海绵体折叠法缝合矫正龟头弯曲

（李贵忠）

参 考 文 献

1. 梅骅,陈凌武,高新. 泌尿外科手术学.3 版. 北京:人民卫生出版社,2008

2. 郭应禄,周利群. 坎贝尔 - 沃尔什泌尿外科学.9 版. 北京:北京医学出版社,2009

3. 王晓峰,朱积川,邓春华. 中国男科疾病诊断治疗指南.2013 版. 北京:人民卫生出版社,2013

4. Blaschko SD,Sanford MT,Schlomer BJ,et al.The incidence of erectile dysfunction after pelvic fracture urethral injury:A systematic review and meta-analysis.Arab J Urol. 2015,13(1):68-74

5. Gómez RG,Mundy T,Dubey D,et al.SIU/ICUD Consultation on Urethral Strictures:Pelvic fracture urethral injuries. Urology,2014,83:S48-58.

6. El-Assmy A,Harraz AM,Benhassan M,et al.Erectile dysfunction post-perineal anastomotic urethroplasty for traumatic urethral injuries:analysis of incidence and possibility of recovery. Int Urol Nephrol,2015,47:797-802.

7. Levine LA,Becher E,Bella A,et al.Penile Prosthesis Surgery:Current Recommendations From the International Consultation on Sexual Medicine. J Sex Med,2016,13:489-518.

8. Fu Q,Sun XJ,Tang CY,et al. An assessment of the efficacy and safety of sildenafil administered to patients with erectile dysfunction referred for posterior urethroplasty:a single-center experience. J Sex Med,2012,9:282-287.

9. Jia DD,Shuang WB,Cheng T,et al. Efficacy and safety of phosphodieterase-5 inhibitors for treatment of erectile dysfunction secondary to spinal cord injury:a systemic review and meta-analysis. Spinal Cord,2016,54:494-501.